FORSCHUNGSBERICHTE DES LANDES NORDRHEIN-WESTFALEN

Nr. 1919

Herausgegeben im Auftrage des Ministerpräsidenten Heinz Kühn
von Staatssekretär Professor Dr. h. c. Dr. E. h. Leo Brandt

DK 641.56:642.5/6:658.51/56.003.1 (430)

Dipl.-Kfm. Dr. Siegfried Eichhorn
Architekt Richard Joachim Sahl
Dr. med. Franz Vonessen
Bearbeiter: Dipl.-Hdl. Dr. Helmut Gottfried Rudolf Leich

Deutsches Krankenhausinstitut e. V., Düsseldorf-N.

Speisenverteilung in Krankenhäusern
Wärmewagensystem und Tablettsystem

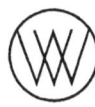

WESTDEUTSCHER VERLAG · KÖLN UND OPLADEN 1968

ISBN 978-3-663-03987-7   ISBN 978-3-663-05433-7 (eBook)
DOI 10.1007/978-3-663-05433-7

Verlags-Nr. 011919

© 1968 by Westdeutscher Verlag GmbH, Köln und Opladen

Gesamtherstellung: Westdeutscher Verlag

Inhalt

Vorwort 5

Abschnitt I – Ziel und Umfang der Untersuchung   5
A. Ziel der Untersuchung 5
B. Umfang der Untersuchung 6

Abschnitt II – Systeme der Speisendirektversorgung   7
A. Wärmewagensystem 7
   1. Organisationsprinzip 7
   2. Wärmewagen 7
   3. Geschirr 8
   4. Speisenanforderung 8
   5. Arbeitsablauf 9
B. Tablettsystem 10
   1. Organisationsprinzip 10
   2. Verteilerband 10
   3. Tablettwagen 11
   4. Geschirr 11
   5. Speisenanforderung 12
   6. Arbeitsablauf 12

Abschnitt III – Quantitative, nicht monetäre Analyse der Zweckmäßigkeit von
Wärmewagensystem und Tablettsystem 14
A. Arbeitsablauf und Arbeitsverteilung 14
B. Gleichzeitigkeitsfaktor in der Personalbesetzung 15
   1. Hauptküche 15
   2. Pflegeeinheit 15
C. Kapazität und kritische Leistungsmenge 15
   1. Wärmewagensystem 15
   2. Tablettsystem 16
D. Leistungen des Küchenpersonals 16
E. Flächenbedarf 16
F. Systemvergleich 17

Abschnitt IV – Vergleich der nichtquantifizierbaren Vor- und Nachteile
A. Medizinische Gesichtspunkte 17
   1. Hygiene 17
   2. Ernährungstherapie 17
   3. Nährwertverluste 18

B. Gesichtspunkte der Patienten 18
    1. Auswahlkost 18
    2. Mengenbemessung 18
    3. Ansehnlichkeit der Speisen 19
    4. Warmhaltemöglichkeit 19
    5. Lärmbelästigung 20
C. Gesichtspunkte des Personals 20
    1. Küchenpersonal 20
    2. Ausbildungsstand des Personals 20
    3. Entlastung des Pflegepersonals 21
    4. Arbeitsmarktkonformität 21
D. Gesichtspunkte der Küchenausstattung 21

Abschnitt V – Kostenvergleiche

A. Vergleich der Anschaffungskosten 22
B. Vergleich der Vorhaltungskosten 25
C. Vergleich der Finanzierungskosten 26
D. Vergleich der Sachkosten 27
    1. Geschirrersatz 27
    2. Wasser 27
    3. Spülmittel 27
    4. Energie 27
    5. Formulare 28
E. Vergleich der Personalkosten 28
    1. Methodik der Ermittlung des Zeitbedarfs 28
    2. Zeitaufwand für die Speisenverteilung 30
    3. Berechnung der Personalkosten 32
F. Gesamtkostenvergleich 33

Abschnitt VI – Ausblick auf die Rationalisierungsmöglichkeiten 34

Anhang – Wirtschaftlichkeitsvergleich für die Speisenverteilsysteme in einem Krankenhaus mit 700 Betten 35
    1. Anschaffungskosten der Verteilanlage 35
    2. Anschaffungskosten der Transportwagen 35
    3. Anschaffungskosten des Geschirrs 35
    4. Gesamte Anschaffungskosten 36
    5. Kosten der Vorhaltung und der Finanzierung 36
    6. Personalkosten 36
    7. Sachkosten 37
    8. Gesamtkosten im Jahr 38
    9. Kapitalisierte Gesamtkosten 38

Vorwort

Bereits 1957/58 hat das Deutsche Krankenhausinstitut die Organisation der Speisenversorgung in den Krankenhäusern der Bundesrepublik untersucht und darüber im Rahmen des Forschungsberichtes Nr. 626 des Landes Nordrhein-Westfalen, »Arbeitsabläufe auf Krankenstationen« (Westdeutscher Verlag, Köln und Opladen 1959), berichtet. Damals wurde vorwiegend noch im herkömmlichen Stufensystem mit Aufwärmen auf der Stationsküche gearbeitet. Erst vereinzelt wurden Wärmewagen angetroffen. In dem Bericht wurde der große Vorteil des Wärmewagens im System der Direktversorgung herausgestellt. Das sogenannte Tablettsystem war zu dieser Zeit in Deutschland noch nicht eingeführt. Erst in einem Krankenhaus begann man, über ein Fließband zu portionieren. Inzwischen haben sich die neugebauten Krankenhäuser und viele der bestehenden auf die neuen Methoden der Speisenverteilung umgestellt. Dabei haben sich bis Anfang 1966, der Zeit der Untersuchung, deutlich die beiden Systeme der zentralen Versorgung, Wärmewagensystem und das Tablettsystem, durchgesetzt.

Welchem Verteilsystem man im Einzelfall den Vorzug geben soll, darüber ist zwar viel diskutiert worden, ohne daß man bisher jedoch die einzelnen Vor- und Nachteile hinreichend quantifizieren konnte. Genaue Aussagen über die Zweckmäßigkeit und Wirtschaftlichkeit des Wärmewagensystems und des Tablettsystems konnten nicht gemacht werden. Im Hinblick darauf, daß gerade im Bereich der Speisenverteilung künftig noch erhebliche Investitionen anstehen, hielt es das Deutsche Krankenhausinstitut für erforderlich, beide Systeme auf ihre Wirtschaftlichkeit zu untersuchen. Ein vom Landesamt für Forschung des Landes Nordrhein-Westfalen erteilter Forschungsauftrag ermöglichte dieses Vorhaben.

Für die Untersuchung zeichnet der Vorstand des Deutschen Krankenhausinstitutes verantwortlich, insbesondere im Rahmen ihrer Fachbereiche die Herren Dipl.-Kfm. Dr. S. Eichhorn, Lehrbeauftragter der Universität zu Köln und der Universität Düsseldorf, Architekt R. J. Sahl, Dr. med. F. Vonessen, Beigeordneter, Stadtobermedizinaldirektor a. D. Die Bearbeitung des vorliegenden Berichtes oblag Herrn Dipl.-Handelslehrer Dr. H. G. R. Leich. Weitere Mitarbeiter waren Frau Oberin C. Ramge sowie die Herren K. Thiel, Dipl.-Kfm. H. G. Schmidt-Jensen und Architekt R. Wolf.

I. Ziel und Umfang der Untersuchung

A. Ziel der Untersuchung

Ziel der vorliegenden Untersuchung ist, die Wirtschaftlichkeit der beiden heute üblichen Methoden der Speisenverteilung – Wärmewagensystem und Tablettsystem – zu untersuchen. Dazu wurden die Arbeitsabläufe beider Verteilsysteme durch Methodenstudien so analysiert, daß eine optimale Gestaltung des Arbeitsablaufes darzustellen war. Auf der Grundlage optimalisierter Arbeitsabläufe ließen sich dann Vergleiche der Wirtschaftlichkeit beider Systeme durchführen, wobei Wirtschaftlichkeit als Sparsamkeit und Zweckmäßigkeit im Hinblick auf die Zielsetzung verstanden wurde. Zu diesem Zweck mußten möglichst viele Vergleichsgesichtspunkte quantifiziert werden. Aber auch die nichtquantifizierbaren Gesichtspunkte wurden erfaßt und in die Beurteilung einbezogen.

Die Zielsetzung einer angemessenen Speisenversorgung ergibt sich nicht nur aus dem Umstand, daß die Verpflegung der Patienten eine bedeutende Teilleistung des Krankenhauses geworden ist, sondern auch aus dem zunehmenden Bestreben, die Verpflegung in die therapeutischen Maßnahmen einzubeziehen. Diese größer gewordene Bedeutung der Verpflegung spiegelt sich in den höheren Kosten wider. Dabei ist zu bedenken, daß die Lebensmittelkosten nur etwa die Hälfte der Gesamtkosten für die Speisenversorgung ausmachen. Dazu kommen als zweithöchster Kostenfaktor die Löhne für die Speisenverteilung, ferner die Löhne für die Speisenherstellung und die übrigen Kosten (Sachkosten, Vorhaltungs- und Finanzierungskosten).

Die Untersuchung verfolgt das Nebenziel, Vorschläge für eine zweckmäßige Gestaltung des Arbeitsablaufes Speisenverteilung zu entwickeln. Die modernen Verteileinrichtungen verlangen, daß man die Arbeit mit dem technischen Gerät gut organisiert, wenn man die möglichen Erfolge erreichen will.

B. Umfang der Untersuchung

Insgesamt wurden neun Krankenhäuser in der Bundesrepublik in die spezielle Untersuchung einbezogen. Bei der Auswertung der Untersuchungsergebnisse wurden allerdings auch die Erkenntnisse und Erfahrungen berücksichtigt, die in den letzten Jahren bei einer Vielzahl von Organisationsberatungen und Wirtschaftlichkeitsprüfungen in Krankenhäusern unterschiedlicher Art und Größe gewonnen werden konnten. Um die Vergleichbarkeit zu erhöhen, wurden für die spezielle Untersuchung nur Krankenhäuser mit gleich großen Pflegeeinheiten ausgewählt. Sonderpflegegruppen (Infektions-, Intensiv-, Kinderpflegegruppen) wurden nicht mit einbezogen. Alle Krankenhäuser betrieben ihre Speisenverteilanlage bereits so lange, daß sich die Schwierigkeiten aus der Inbetriebnahme oder der Umstellung zum Untersuchungstermin nicht mehr auswirkten. Wärmewagensystem und Tablettsystem waren ziemlich gleichmäßig im Kreis der untersuchten Häuser vertreten.

Nach Anforderungsstufe, Bettenzahl und Verteilsystem gruppieren sich die Krankenhäuser der speziellen Untersuchung wie in Tab. 1 dargestellt.

Tab. 1 Betriebsgröße, Leistungsstufe und Speisenverteilsystem der in die Untersuchung einbezogenen Krankenhäuser

Krankenhaus	Leistungsstufe	Bettenzahl	Speisenverteilsystem
1	Mindestversorgung	220	Tablettsystem
2	Grundversorgung	250	Wärmewagensystem
3	Grundversorgung	310	Wärmewagensystem
4	Grundversorgung	330	Tablettsystem
5	Regelversorgung	420	Wärmewagensystem
6	Regelversorgung	450	Wärmewagensystem
7	Regelversorgung	480	Tablettsystem
8	Regelversorgung	510	Wärmewagensystem
9	Zentralversorgung	620	Tablettsystem

Alle Krankenhäuser spülten mit zentral aufgestellten Geschirrspülmaschinen. Sie gaben kein zweites Frühstück aus; dort, wo es therapeutisch verlangt wurde, gab man es zusammen mit dem ersten Frühstück. Nennenswerte Zeitunterschiede ergaben sich dabei nicht.

Die Personalverpflegung wurde in diese Untersuchung nicht mit einbezogen. Die Kapazitätsangaben über die Verteilsysteme beziehen sich nur auf die zu verpflegenden Patienten, so daß man – der Einfachheit halber – die Kapazität mit der Bettenzahl gleichsetzen kann. Die Personalverpflegung ist in den meisten Krankenhäusern nur ein zusätzliches Kapazitätsproblem für die Küche (Kochen, Braten, Backen), da bei der heute allgemein üblichen Selbstbedienung (Cafeteria) das Verteilproblem entfällt.

II. Systeme der Speisendirektversorgung

A. Wärmewagensystem

1. Organisationsprinzip

Das Wärmewagensystem – im angelsächsischen Sprachbereich »Bulksystem« genannt – ist das ältere der modernen Systeme der Direktversorgung. Der heizbare Wagen wird mit Sammelportionen in der Küche beladen, das Einzelportionieren findet am Krankenzimmer statt. Sammelportionen sind Menagen mit den einzelnen Bestandteilen des Menüs, also mit Suppe, Kartoffeln, Fleisch usw. Voraussetzung für ein wirtschaftliches Sammelportionieren ist, daß die Menge der benötigten Menübestandteile möglichst genau bestimmt wird. Das Warmhaltevermögen des vorgeheizten Wagens wird verstärkt durch den Wärmestau, der durch die größere Menge der gleichen Speise verursacht wird. Da das Warmhaltevermögen bei kleineren Mengen sinkt, müssen die Diäten besonders geschützt werden. Strenge, gewogene Diäten werden von der Diätküche einzeln portioniert. Die anderen Diäten werden nur dann mit den einzelnen Bestandteilen in Menagen sammelportioniert, wenn größere Mengen gleicher Diäten zusammenkommen. Es empfiehlt sich daher, die Aufnahme in die einzelnen Pflegeeinheiten so zu steuern, daß möglichst viele Patienten mit der gleichen Diätform zusammenliegen.
Dem Prinzip des Sammelportionierens widerspricht nicht, daß auch einzeln in der Küche portionierter Nachtisch oder Salat in dem Wärmewagen mitgeführt wird. Das Kaltfach ist jedoch oft nicht groß genug, um alle Nachtischschälchen und Salatteller aufnehmen zu können. Deshalb stehen diese Einzelportionen vielfach oben auf dem geschlossenen Wagen.

2. Wärmewagen

Der moderne Wärmewagen hat in der Regel neben einem großen Warmfach zur Aufnahme aller warmen Speisen auch noch ein Kaltfach, damit die kalten Speisen (Salate, Nachtisch usw.) nicht durch die gespeicherte Wärme beeinträchtigt werden. Er dient in der Regel nicht nur zum Transport der warm oder kühl zu haltenden Speisen, sondern auch zum Transport des Geschirrs. Im Geschirrfach des Wagens wird das Geschirr entweder gestapelt oder in Körben stehend aufbewahrt. Der Vorteil der Lagerung in Körben besteht darin, daß diese beladen in die Geschirrspülmaschine eingehängt werden können, ohne daß einzelne Teile herausgenommen zu werden brauchen. Allerdings ist der Platzbedarf im Wagen größer als bei einfacher Stapelung.
Das Gewicht des Wagens wird maßgeblich durch die Heizeinrichtung bestimmt. Je größer das Heizfach ist, desto höher muß die Heizleistung sein, desto höher aber auch

das Gewicht. Wagen, die durch das zu hohe Gewicht unhandlich sind, werden durch einen eingebauten Elektromotor zu Selbstfahrern gemacht. Ein beheizter Wagen wiegt je nach Größe und Ausführung zwischen 150 bis 350 kg. Das Material des Wagens ist meist Chromnickelstahl.

In der Regel wird ein Wärmewagen für eine Pflegeeinheit mit etwa 20 Patienten eingesetzt. Nur selten wird für zwei Pflegeeinheiten ein gemeinsamer Wärmewagen vorgesehen. Einmal ist er dann sehr groß und sehr schwer; zum anderen kann er nicht mehr das gesamte Geschirr mitführen (oft wird in diesen Fällen ein zusätzlicher Geschirrwagen eingesetzt).

3. Das Geschirr

Der Wärmewagen wird mit Transportgeschirr (Menagen verschiedenster Ausführung) und mit Patientengeschirr ausgestattet. Menagen sind Gefäße, in denen die einzelnen Menübestandteile vorportioniert aufbewahrt werden. Je vielfältiger das Menü, desto mehr Bestandteile, desto mehr Menagen muß der Wagen mit sich führen. Normalerweise reicht folgende Anzahl von Menagen für einen Wärmewagen, der bis zu 20 Patienten versorgt, aus:

    2 bis 3 größere Menagen für Suppe, Kartoffeln mit je 3 bis 5 Liter Inhalt
    5 bis 8 mittlere Menagen für Gemüse, Fleisch mit je 1 bis 3 Liter Inhalt
    5 bis 8 kleinere Menagen für Diäten mit je 0,5 bis 1 Liter Inhalt
    3 isolierte Getränkebehälter mit je 3 Liter Inhalt

Als Material für die Menagen wird allgemein Chromnickelstahl bevorzugt.

Für das Portionieren führt der Wärmewagen einen Satz Kellen mit sich, und zwar:

    5 kleine Kellen oder Schöpflöffel
    2 größere Kellen (Tasseninhalt)
    2 Vorlegegabeln
    2 Vorlegelöffel

Das Patientengeschirr im Wärmewagensystem entspricht in seiner Zusammensetzung dem normalen Geschirr. Es muß lediglich darauf geachtet werden, daß es für die Geschirrkörbe, die in die Spülmaschine eingehängt werden, passend ist. Für jeden Patienten führt der Wagen stets folgendes Geschirr mit:

    1 Satz Bestecke (Messer, Löffel, Gabel, Teelöffel, Eierlöffel)
    2 Schalen (für Kompott, Salat)
    2 Kannen (für Kaffee, Tee)
    1 Eierbecher
    2 Tassen
    2 Untertassen (können auch Schalen sein)
    2 Vorlegeteller
    1 Suppentasse
    1 flacher Teller

Zum Austeilen in den Pflegeeinheiten werden weiterhin drei bis vier Tabletts pro Wärmewagen benötigt, die auf der Pflegeeinheit gesäubert werden und dort verbleiben.

4. Speisenanforderung

Das Pflegepersonal fordert auf einer Sammelanforderung täglich eine bestimmte Anzahl von Menüs für eine Pflegeeinheit an, gegebenenfalls nach diätischer Verordnung oder auch nach Wunsch des Patienten. Die Küche disponiert nach den gesammelten Anforderungen und erstellt für die einzelnen Kochgeräte oder Gerätegruppen sogenannte Schöpflisten, in denen der verteilenden Küchenkraft genaue Angaben über die von ihr auszugebenden Mengen gemacht werden. Dabei wird die Zahl der angeforderten Portionen in eine Mengenangabe, also Litern = Schöpfkellen umgesetzt. Es genügt also nicht, der Küchenkraft anzugeben »Suppe für 10 × Schonkost«. Um zu vermeiden, daß aus Vorsichtsgründen stets eine viel zu große Menage gefüllt wird, muß man nach dem Inhalt der Suppentasse die Anforderungsmenge ausrechnen und in die Schöpfliste eintragen »3½ Kellen Schonkostsuppe«.

5. *Arbeitsablauf*

Der Arbeitsablauf im Bereich von Küche, Transport und Verteilen gliedert sich wie folgt:

Vorbereitungsarbeiten
    Aufheizen der Wärmewagen in der Wagenhalle (Abstellplatz)
    Vorbereitung der Sammelportionierung der Vollkost und der Diäten
    (Anfordern, Aufstellen der Schöpflisten usw.)
    Aufstellen des Fahrplanes, nach dem die Wagen beladen werden sollen
    Bereitstellen der Sammelmenagen (Transportgeschirr)
    Bereitstellen des Patientengeschirrs (Eßgeschirr und Bestecke)

Wagen beladen mit Vollkost
    Vorbeifahren der Wagen an den Kochgruppen
    Sammelportionieren in die Menagen an Hand der Schöpfliste und Einladen in die Wärmewagen

Wagen beladen mit Diätkost[1]
    Vorbeifahren der Wagen an den Diätkochgruppen
    Sammelportionieren in die Diätmenagen an Hand der Schöpfliste und Einladen
    Beladen mit vorher einzelportionierten strengen Diäten
    Verschließen der Wagen

Transportieren der beladenen Wärmewagen zu den Pflegeeinheiten
    Transport auf horizontalem Wege (Flurlänge als Maßstab des Zeitaufwandes)
    Transport auf vertikalem Wege
    (Geschoßhöhe und Aufzugsgeschwindigkeit als Maßstab)
    Transport auf horizontalem Wege vom Aufzug zum Verteilplatz

Portionieren am Krankenzimmer
    Vorbereitungsarbeiten im Flur, Bereitstellen der Teller, Schöpfgeräte, Tabletts usw.
    Öffnen des Wagens, der Menagen usw.
    Entnahme der Einzeldiäten
    Portionieren der Kost aus den Menagen am Wagen
    Servieren im Patientenzimmer

Servieren (Austeilen)
    Abstellen des Tabletts am Krankenbett
    Vorbereiten des Patienten (Aufrichten, Stützen)
    Hilfestellung (Füttern)
    Teilabräumen des Vorgerichtes
    Servieren des Hauptgerichtes
    Nachservieren

---

[1] Je nach der Einrichtung oder Organisation des Küchenbetriebes kann es sich empfehlen, die Diätkost vor der Vollkost zu verladen.

Abservieren (Abräumen)
    Wegtragen des Tabletts zum Speisentransportwagen
    Abräumen der Tabletts
    Sammeln der Speisenreste von den Tellern in einer Menage
    Einräumen der benutzten Geschirrteile in die Körbe
    Verschließen des Wagens

Rücktransportieren der Wärmewagen zur Küche
    Horizontaltransporte zum Aufzug
    Vertikaltransporte im Aufzug
    Horizontaltransporte zur Zentralspüle

Ausräumen – Spülen
    Öffnen des Wagens
    Entladen, Geschirrkörbe an die Zentral-Spülmaschine anhängen
    Sammeln der Speisereste und der Servietten
    Spülen

Abstellen – Aufräumen
    Abnehmen der Körbe mit sauberem Geschirr
    Einsetzen der Geschirrkörbe in die Transportwagen
    Saubermachen

Anmerkung
Eine Variante des Arbeitsablaufes sieht vor, die Speisentransportgefäße vorher aus dem Wärmewagen einzusammeln, zu füllen und mit Zubringerwagen dann zu dem im Wagenbahnhof stehenden Wärmewagen zu bringen. Bei dieser Organisationsform werden die Wärmewagen nicht durch die Küche gefahren. Es ist auch eine Kombination beider Verfahren denkbar.

B. Tablettsystem

1. Organisationsprinzip

Beim Tablettsystem – im angelsächsischen Sprachbereich »Tray-System« genannt – werden alle Speisen bereits in der Küche einzeln portioniert, und zwar in der Regel den auf dem Tablett stehenden Teller. Abweichungen davon, daß z. B. die warmen Getränke in Sammelmengagen mitgeführt werden, werden noch als systemkonform betrachtet.
Beim Portionieren in der Küche laufen die Tabletts über ein Verteilerband (Fließband) und werden dabei mit den verschiedenen Speisen beschickt. Am Ende des Verteilerbandes werden die einzelnen Tabletts in einen Tablettwagen geladen, damit zur Pflegeeinheit gebracht und dort vom Pflegepersonal dem Patienten angereicht. Die Speisen werden entweder durch Beheizung der Tablettwagen warmgehalten oder aber durch hitzespeicherndes Geschirr (bei unbeheizten Tablettwagen). In der Praxis hat sich die letzte Variante infolge ihrer Zweckmäßigkeit durchgesetzt, so daß im Folgenden von diesem System ausgegangen wird.

2. Verteilerband

Wesentlicher Bestandteil des Tablettsystems ist die Portionieranlage in Form eines Verteilerbandes (Fließbandes), die vielfältig variiert werden kann. Zur Portionieranlage gehören außer dem Fließband noch eine Reihe von fahrbaren Spenderwagen, die entweder beheizt werden (Pelletöfen, Tellerspender, Ausschöpfwagen für warme Speisen) oder als unbeheizte Dispenserwagen für Nachtisch, Salat, Besteck, Tablett usw. dienen. Wichtig ist die funktionelle Anordnung des Verteilerbandes. Zu lange Bänder zerschneiden vielfach die Verkehrswege zwischen Kochen und Verteilen, so daß sie nur einseitig zu bedienen sind. In angelsächsischen Krankenhäusern findet man schon fahrbare Bänder, um die Küchenverkehrsfläche nicht zu sehr zu beschneiden.

Nach der Zielsetzung ist der Portionierungsprozeß in der Küche auf maximal 60 Minuten zu beschränken. Da bei angemessener Geschwindigkeit in dieser Zeit bis zu 600 Portionen verteilt werden können und damit zu rechnen ist, daß daneben 100 Portionen als strenge Diäten nicht über das Band verteilt werden, kommt beim Tablettsystem ein Krankenhaus bis zu 700 Betten noch mit einem Verteilerband aus.

3. Tablettwagen

Der Tablettwagen kann bis zu 50 Tabletts fassen, ohne daß er durch ein zu hohes Gewicht funktionsuntüchtig wird. Als unbeheizter Wagen ist er ziemlich leicht, er wiegt etwa 20 bis 30 kg je nach Größe und Ausführung. Durch sein geringes Gewicht ist er sehr leicht zu bewegen. Geheizte Wagen sind mit einem Kühlfach ausgestattet. Der Wagen ist zu verschließen und schützt so die Speisen vor jedem äußeren Einfluß auf dem Transport.

Mit fortschreitendem Einsatz moderner Fördermittel in den Krankenhäusern versucht man heute, die Tabletts mit Hilfe von Förderbändern, Paternostern oder Kastenförderanlagen direkt von der Küche zur Pflegeeinheit zu bringen, ohne Zwischenschaltung des Tablettwagens.

4. Geschirr

Beim Tablettsystem ist für jeden Patienten als Grundgeschirr folgender Satz vorzusehen:

    1 Tablett
    1 Satz Bestecke
    2 Kompottschalen
    2 Kannen (Kaffee/Tee)
    1 Eierbecher
    2 Tassen
    2 Untertassen (Schalen)
    2 Vorlegeteller

Dieser Grundbestand kann beliebig variiert werden. Lediglich die Höhe der Kannen ist durch den Abstand zwischen den Regalschienen im Wagen begrenzt. Neben diesem Grundbestand ist beim Tablettsystem noch ein Geschirrsatz für das Warmhalten erforderlich.

Die Wärmespeicherung geschieht durch besondere Geschirrteile. Sie sind entweder durch ihre Isolation oder durch Vorwärmen wärmespeichernd gemacht worden. Die höchste Wärmespeicherung erhält das Geschirr durch zusätzliche Unterteile mit Heizkernen (Pellets), die auf Temperaturen von über 200°C gebracht werden.

Der Untersuchung wurde ein Warmhaltegeschirr zugrunde gelegt, das aus folgenden Teilen bestand:

    Unterteil, meist aus doppelwandigem Chromnickelstahl
    Teller
    Heizkern
    Deckel

Der Deckel dient außerdem noch als Schutz der warmen Speisen – auch die Suppentasse hat einen Deckel – vor äußeren Einflüssen.

Zum Portionieren in der Küche wird für jedes gefüllte Gefäß in dem Dispenserwagen eine Kelle, eine Vorlegegabel oder ein Schöpflöffel benötigt. Für den zwischenzeitlichen Transport vom Kochgerät zum Dispenserwagen werden entweder Menagen oder auswechselbare Dispensereinsätze verwandt. Jede austeilende Kraft erhält außerdem einen Teller, den sie unter das Schöpfgeschirr hält, um die herabfallenden oder tropfenden Teile aufzufangen. – Zum Austeilen auf den Pflegeeinheiten wird kein weiteres Geschirr benötigt.

5. Speisenanforderung

Das Pflegepersonal fordert für jeden Patienten auf einer gesonderten Anforderung je nach diätischer Verordnung oder nach Wunsch des Patienten ein bestimmtes Menü an. Die Küche disponiert nach den gesammelten Anforderungen und sortiert die Anforderungskarten nach Pflegeeinheiten und Krankenzimmern. Jedes Tablett bekommt am Anfang des Verteilerbandes diese Anforderungskarte auf einen Halter aufgesteckt, so daß vom Verteilerpersonal links und rechts am Band schon von weitem an bestimmten Symbolen oder Farben erkannt werden kann, was auf dieses Tablett aufzusetzen ist. Die Karte bleibt auf dem Tablett, bis sie vom Pflegepersonal wieder abgenommen wird. Sie dient dann entweder als neue Anforderungskarte, wird evtl. verändert, durch spezielle Anforderungen ergänzt oder bei der Entlassung des Patienten vernichtet.

Die für die Speisenanforderung benutzten Organisationsmittel sind unterschiedlich. Für diese Untersuchung wurde von einem einfachen Kartenhalter aus Plastik und Anforderungskarten aus 110 g Karton (mit selbstklebenden Farbsymbolen versehen) ausgegangen.

6. Arbeitsablauf

Vorbereitungsarbeiten
    Aufheizen der Spenderwagen nach Zeitplan
    Heranschieben der Menage-, Geschirr- und sonstigen Wagen an das Band
    Sortieren der verschiedenen Patientenkarten nach Gruppen
    Sortieren der Gruppenkästen nach Fahrplan
    Bereitstellen (gegebenenfalls Aufheizen) der Reservespenderwagen
    Einteilen und Aufstellen der Bedienungsmannschaft

Spenderwagen beladen und an das Band stellen
    Unterbrechen der Elektrobeheizung
    Vorbeifahren an den Koch- und Bratgruppen
    Beladen
    Heranstellen der Spenderwagen an das Band
    Wiedereinschalten der Elektrobeheizung

Portionieren über das Band
    Einschalten des Bandes, Regulierung der Bandgeschwindigkeit
    Portionieren an den einzelnen Arbeitsplätzen
    Kontrolle am Bandende

Beladen der Transportwagen
    Öffnen der Wagentür
    Hineinschieben der Tabletts in der Reihenfolge, wie sie vom Band kommen
    Dazwischenschieben der getrennt vorbereiteten Rezepturdiäten

Aufsetzen des (leeren) Kartenkastens, der die Gruppennummer der Pflegeeinheit trägt, auf den beladenen Wagen
Verschließen des Wagens

Transport zur Pflegeeinheit
Horizontale Wege (Flurlänge Küche–Aufzug als Maßstab des Zeitaufwandes)
Vertikale Wege (Geschoßhöhe und Aufzugsgeschwindigkeit als Maßstab des Zeitaufwandes)
Horizontale Wege (Aufzug–Verteilerplatz)

Servieren (Austeilen)
Öffnen des Wagens
Abnehmen der Patientenkarte, Abstellen in den Kasten
Hineintragen des Tabletts
Absetzen am Krankenbett
Gegebenenfalls Hilfestellung beim Essen

Abservieren
Wegräumen des Tabletts vom Bett
Einschieben in den Wagen
Schließen des wieder beladenen Wagens

Transportieren
Horizontaler Weg zum Aufzug
Vertikaler Weg im Aufzug
Horizontaler Weg Aufzug–Küche–Zentralspüle

Ausräumen – Spülen
Öffnen des Wagens
Entnehmen des Tabletts
Sammeln der Servietten, Abfälle
Auf das Band der Geschirrspülmaschine stellen

Abstellen – Aufräumen
Abstellen auf Spenderwagen oder in fahrbaren Zwischenlagern
Saubermachen

III. Quantitative, nicht monetäre Analyse der Zweckmäßigkeit von Wärmewagensystem und Tablettsystem

A. Arbeitsablauf und Arbeitsverteilung

Der zu organisierende Arbeitsablauf Speisenverteilung gliedert sich bei den beiden Verteilsystemen wie folgt:

Wärmewagensystem	Tablettsystem
1. Vorbereitungsarbeiten	1. Vorbereitungsarbeiten
2. Wagen beladen mit Normalkost und Diäten	2. Spenderwagen beladen und an das Band stellen
3. Transport zur Pflegeeinheit	3. Portionieren über das Band Beladen der Transportwagen
4. Portionieren am Krankenzimmer	4. Transport zur Pflegeeinheit
5. Servieren (Austeilen)	5. Servieren (Austeilen)
6. Abservieren, Abräumen der Speisenreste vom Geschirr	6. Abservieren, Einschieben der Tabletts in den Transportwagen
7. Rücktransport zur Zentralspüle	7. Rücktransport zur Zentralspüle
8. Ausräumen, Spülen	8. Ausräumen, Spülen
9. Abstellen, Aufräumen	9. Abstellen, Aufräumen

Bei der Gegenüberstellung der Gruppierung wird deutlich, daß die Anzahl der Gruppenarbeitstakte bei beiden Systemen dieselbe ist. Lediglich die Ausführungsorte haben sich verlagert. Beim Wärmewagensystem findet das Einzelportionieren dezentralisiert auf dem Flur der Pflegeeinheit statt, beim Tablettsystem zentralisiert in der Hauptküche.

Weil in jedem System die gleichen Arbeiten nur in einer anderen Reihenfolge stattfinden, ist die Voraussetzung für eine Vergleichbarkeit, der gemeinsame Bezug, gegeben.

Die Verteilung der Arbeiten auf das Küchen- und Pflegepersonal, die sich aus dem Arbeitsablauf ergeben, sind nachstehend zusammengestellt:

Arbeitsbereich	Funktionen des Personals	
	Wärmewagensystem	Tablettsystem
Küche	Wärmewagen beladen	Spenderwagen beladen Portionieren am Band Transportwagen beladen
	Spülen, Geschirr wieder in die Wärmewagen einladen	Spülen, Geschirr in Spender einladen
Pflegeeinheit	Portionieren am Krankenzimmer Servieren (Austeilen) in den Krankenzimmern Geschirr einsammeln, abräumen, ordnen	Servieren in den Krankenzimmern Abservieren, Einschieben des Tabletts in den Transportwagen

B. Gleichzeitigkeitsfaktor in der Personalbesetzung

1. *Hauptküche*

Beim Wärmewagensystem ist der Personalbedarf in der Küche für das Sammelportionieren sehr elastisch. Das Verteilen läßt sich mit wenigen Kräften in einem längeren, mit vielen Kräften in einem kürzeren Zeitraum durchführen. Das Verteilen von 100 Portionen in fünf bis sechs Wärmewagen kann durch vier bis fünf Küchenkräfte geschehen. In größeren Krankenhäusern reichen sieben bis neun Küchenkräfte aus, um 600 bis 700 Essen sammelportionieren zu können.

Beim Tablettsystem muß mit einem unelastischen Arbeitskräftebedarf in der Küche gerechnet werden. Für das Mittagessen werden bei angemessenem Standard 13 bis 14 Küchenkräfte gleichzeitig benötigt, unabhängig davon, ob 100 oder 600 Essen einzeln zu portionieren sind. Bei den anderen Mahlzeiten ist der Arbeitskräftebedarf der Küche geringer. Morgenkaffee und Abendbrot erfordern beim Tablettsystem mindestens acht bis neun Kräfte, beim Wärmewagensystem vier bis sechs Kräfte.

Für die Küche ist der Gleichzeitigkeitsfaktor in der Anwesenheitsbesetzung beim Tablettsystem also höher als beim System mit Wärmewagen.

2. *Pflegeeinheit*

Im Pflegebereich verlangt das Wärmewagensystem für eine Station mit 35 Patienten eine Anwesenheitsbesetzung von zwei bis drei Kräften für das Austeilen und Einsammeln des Essens. In Pflegegruppen mit 17 bis 18 Patienten reichen zwei Kräfte aus. Es ist kaum möglich, daß eine einzige Pflegekraft die Essensverteilung mit einem Wärmewagen in ihrer Pflegeeinheit allein durchführt. Dies gilt für alle Mahlzeiten, ausgenommen der Nachmittagskaffee, der von einer Kraft verteilt werden kann.

Beim Tablettsystem liegt der Gleichzeitigkeitsfaktor für das Personal im Pflegebereich niedriger. Bis zu 50 Patienten können beim Tablettsystem von einer einzigen Pflegekraft mit Essen versorgt werden, ohne daß sich deshalb die Essenszeit verschiebt. In der Regel sind aber zwei Kräfte beschäftigt, um den Verteilprozeß zu beschleunigen. Auch hier ergibt sich keine unterschiedliche Anwesenheitsbesetzung bei den verschiedenen Mahlzeiten.

C. Kapazität und kritische Leistungsmenge

1. *Wärmewagensystem*

Wenn man für das Portionieren in der Küche eine maximale Ladezeit von 60 Minuten zugrunde legt, so kann man aus der Tatsache, daß beim Wärmewagensystem das Beladen eines jeden Wagens etwa 2 bis 3 Minuten dauert, errechnen, daß stündlich etwa 25 Wärmewagen abgefertigt werden können.

Ist eine höhere Zahl von Wärmewagen abzufertigen, dann muß entweder die Zahl der Beladestellen an den Kochgruppen vermehrt oder es müssen die kalten Speisen soweit wie möglich schon vor dem eigentlichen Ladevorgang in die Wagen eingestellt werden. Dies setzt voraus, daß man in der Wagenhalle, in der die Wagen zum Aufheizen an den Stromkreis angeschlossen stehen, bequem an die Wagen heranfahren kann. Weiterhin sollte im Wagen ein genügend großes Kaltfach vorhanden sein, da sonst Salate und Nachtisch oben auf dem Wagen stehen.

Die Küchenverkehrsfläche, die beim Wärmewagensystem zum Beladen notwendig ist, wird bestimmt durch den an den Geräten erforderlichen Bewegungsspielraum. An einer

Kochgruppe von nebeneinander angeordneten Kesseln können daher nicht vier Personen gleichzeitig vier Wärmewagen beladen. Zu große Abstände zwischen den Kochgruppen wirken sich umgekehrt ungünstig auf die Küchenorganisation aus. Bei der konventionellen Aufteilung der Küchenhalle in Kochgruppen für Suppe, Kartoffeln, Gemüse, in Bratgruppen usw. muß so damit gerechnet werden, daß bei etwa 600 Patienten eine kritische Leistungsmenge des Wärmewagensystems erreicht wird. Höhere Patientenzahlen erfordern ein Ausrichten des Küchenraumes auf ein parallel laufendes gleichzeitiges Beladen an zwei bis drei Koch- und Bratstellen, in denen das gleiche Kochgut zubereitet worden ist.

2. Tablettsystem

Die Begrenzung des Verteilvorganges auf höchstens 60 Minuten bedeutet beim Tablettsystem für das Arbeiten am Verteilerband, daß bei einer angemessenen Bandgeschwindigkeit von etwa 10 Metern in der Minute höchstens 600 warme Mahlzeiten portioniert werden können. Unter der Annahme, daß ein Drittel der Diäten nicht über das Band portioniert werden kann (gewogene Diäten z. B.) ergibt sich, daß ein Krankenhaus mit etwa 700 Betten noch mit einem einzigen Verteilband auskommen kann. Hierbei darf auch das Personalessen nicht über das Band gehen. Die kritische Leistungsmenge des einzelnen Verteilbandes liegt also bei 700 Patientenessen. Krankenhäuser, die mehr als 700 Patienten mit Essen zu versorgen haben, müssen ein zusätzliches Verteilband aufstellen. Das bedingt gleichzeitig eine doppelt so große Verkehrsfläche um das Verteilband. Einen derartigen Sprung um 100% gibt es beim Überschreiten der kritischen Leistungsmenge beim Wärmewagen nicht. Hier ist lediglich bei den Kochgeräten mit einer Erweiterung zu rechnen, die sich aber in kleinen Stufen vollziehen läßt.

D. Leistungen des Küchenpersonals

Beim Wärmewagensystem können innerhalb von einer Stunde 20 bis 30 Wärmewagen an den verschiedenen Kochstellen hintereinander abgefertigt, beim Tablettsystem etwa 600 Portionen einzelportioniert werden. Wenn man die stündliche Verteilleistung auf eine portionierende Küchenkraft bezieht, dann errechnet sich beim Tablettsystem eine Leistung von 46 Portionen je Kraft und Stunde (600 Portionen : 13 Kräfte). Beim Wärmewagensystem laden mittags sechs Kräfte bis zu 600 sammelportionierte Essen ein, das ergibt eine stündliche Leistung bis zu 100 Portionen je Kraft.

E. Flächenbedarf

Die Wärmewagen verlangen zum Vorbeheizen und gegebenenfalls zum vorzeitigen Beladen eine größere Stellfläche als die einfach ungeordnet nebeneinanderzustellenden Wagen des Tablettsystems. Umgekehrt verlangen dort Verteilerband, Dispenserwagen und Pelletöfen einen Flächenbedarf, der den obengenannten Vorteil wieder ausgleicht. Insgesamt gesehen läßt sich feststellen, daß der Flächenbedarf in der Küche für beide Verteilsysteme etwa gleich groß ist, solange in der Küche konventionell gekocht wird. Veränderungen wären dann zu erwarten, wenn in Zukunft sofort am Band gekocht und verteilt werden würde. Wegen des zur Zeit noch gleich großen Flächenbedarfes konnten die Raumkosten beim Wirtschaftlichkeitsvergleich vernachlässigt werden.

F. Systemvergleich

In der nachstehenden Übersicht sind die Ergebnisse der nicht monetären Analysen der beiden Verteilsysteme gegenübergestellt.

Vergleichskriterium	Verteilsysteme	
	Wärmewagensystem	Tablettsystem
Optimales Fassungsvermögen des Transportwagens	bis zu 20 Portionen	bis zu 50 Portionen
Kapazität der Verteilanlage	600 Portionen	700 Portionen
Kapazitätserhöhung ist möglich in Sprüngen von	je 30 bis 40% der Verteilanlage	je 100% der Verteilanlage
Elastizität des Personalbedarfes in der Küche	elastischer Bedarf	unelastischer Bedarf
Personalbedarf in der Küche: morgens	4 bis 6 Personen	8 bis 9 Personen
mittags	7 bis 9 Personen	13 bis 14 Personen
abends	4 bis 6 Personen	8 bis 9 Personen
Personalbedarf im Pflegebereich	2 bis 3 Personen	1 Person
Stündliche Leistung einer Küchenkraft beim Verteilen	bis zu 100 Portionen	bis zu 46 Portionen
Flächenbedarf	insgesamt gleich großer Flächenbedarf	

IV. Vergleich der nichtquantifizierbaren Vor- und Nachteile

A. Medizinische Gesichtspunkte

1. Hygiene

Beide Systeme bieten eine einwandfreie hygienische Abschirmung der Speisen auf dem Transport, solange das Wagenvolumen so groß ist, daß keine Speisen auf dem Wagen transportiert zu werden brauchen. Die Möglichkeit einer Verunreinigung ist beim Tablettsystem größer; denn die Speisen sind einer größeren Zahl von portionierenden Kräften offen ausgesetzt, und zwar über einen längeren Zeitraum.

2. Ernährungstherapie

Die Sicherung eines einheitlichen Standards in der diätetischen Versorgung der Patienten setzt eigentlich voraus, daß alle Diäten (ohne die Schonkost) zentral und einzeln vorportioniert werden. Nur dann kann man die notwendigen strengen Vorschriften für die Mengen und die besonderen Anforderungen genügend beachten und kontrollieren.
Beim Wärmewagensystem konnte beobachtet werden, daß Diabetesdiäten, sonstige strenge Diäten, zum Teil auch das Essen der Privatpatienten bereits in der Küche in Einzelmengen vorportioniert wurden. Dies geschah in den meisten Fällen vor der Sammelportionierung, so daß ein zwischenzeitliches Warmhalten entweder bereits im heizbaren Wagen oder in einem Wärmeschrank notwendig wurde.

Beim Tablettsystem war das Warmhalten der strengen Diäten meist dadurch gesichert, daß die Portionen, die nicht über das Band gingen, ebenfalls auf vorgewärmte, mit Heizkern versehene Teller kamen. Dies geschah meist vor der Hauptportionierung oder aber auch gleichzeitig mit der Hauptportionierung, je nachdem, wie viele Kräfte der Diätküche zur Verfügung standen.

3. Nährwertverluste

Nährwertverluste bei der Speisenverteilung entstehen durch längere Transportzeiten, nicht durch verschiedene Transportmittel. Da sich die Transportzeiten bei beiden Systemen in engem Rahmen halten, kann nicht gesagt werden, daß ein bestimmtes Verteilsystem höhere oder geringere Nährwertverluste mit sich bringt. Die wesentlichsten Verluste entstehen in der Küche durch zu frühes Kochen und durch Wartezeiten zwischen dem Garwerden und dem Verteilen. Diese Verluste lassen sich nur durch gestaffeltes Kochen herabsetzen. Allein die Verluste durch Auslaugen in stehendem und fließendem Wasser an Vitaminen C und B sind größer als diejenigen, die durch den Transport entstehen. Speisenverfärbungen während des Transportes konnten nicht beobachtet werden. Die in der Literatur erwähnten nachteiligen Veränderungen durch das Geschirrmaterial (Aluminium, V_2A-Stahl, Porzellan usw.) sind nur feststellbar, wenn eine schlecht organisierte Verteilung zu stundenlangem Warmhalten führt. Bei beiden Verteilsystemen war die warme Speise selten länger als 30 Minuten in den Behältnissen, so daß diese Verluste unbedeutend blieben.

Es zeigt sich also, daß nicht die Verteilsysteme, sondern vielmehr die mangelnde zeitliche Abstimmung von Kochen und Verteilen für Nährwertverluste verantwortlich zu machen sind. Unterschiedliche Nährwertverluste konnten bei den Verteilverfahren Wärmewagensystem und Tablettsystem nicht festgestellt werden.

B. Gesichtspunkte der Patienten

1. Auswahlkost

Mit der Differenzierung der Patientenkost (Auswahlkost) wird beim Wärmewagensystem die Zahl der mitzuführenden Sammelmengen steigen, um so weniger wird sich jedoch mengenmäßig in den einzelnen Menagen befinden. Damit wird der Vorteil des Bulk-Systems, daß größere Mengen leichter warmzuhalten sind als kleinere, zurückgehen; denn bei einer Vielzahl von Töpfchen mit nur zwei oder drei Portionen wird das Warmhalten in Frage gestellt. Der Wärmewagen beschränkt die Wahl im Interesse der Wirtschaftlichkeit auf die Möglichkeit, zwischen zwei (Vollkost oder Schonkost) oder höchstens drei Gerichten zu wählen.

Das Tablettsystem dagegen erlaubt es, die Wahlmöglichkeit der Patienten beliebig zu erweitern. Als Extrem könnte hier jeder Patient ein anderes Gemüse oder eine andere Fleischportion erhalten. Es erscheint jedoch zumindest heute noch nicht berechtigt, eine derart weitgehende Differenzierung des Essens zu fordern, wenn dem wirtschaftliche Überlegungen entgegenstehen.

2. Mengenbemessung

Beim Wärmewagensystem ist die Mengenbemessung ein täglich wiederkehrender Dispositionsvorgang. Nach den Tagesmeldungen der Pflegeeinheiten stellt die Küchendisposition für jeden Ausgabeplatz eine sogenannte Schöpfliste zusammen, auf der für die einzelnen Pflegeeinheiten Ausgabemengen erscheinen. Es genügt also nicht, die Anzahl der Portionen anzugeben, sondern es muß schon die Schöpfquantität bestimmt werden, die in die Sammelmenagen abgefüllt werden soll.

Beim Tablettsystem ist die Mengenbemessung ein einmaliger Vorgang. Es wird vorher bestimmt, wieviel Kartoffeln, Gemüse usw. für den normal, weniger oder mehr essenden Patienten auf den Teller zu legen sind. Lediglich die Gesamtzahl der Teller variiert nach der Zahl der Anforderungskarten.

Der ausnahmsweise viel oder wenig essende Patient wird also bei beiden Systemen durch die Pflegeeinheiten bestimmt. Beim Wärmewagensystem kann beim Portionieren an der Krankenzimmertür ganz individuell auf die Mengenwünsche der Patienten eingegangen werden. Beim Tablettsystem hilft ein Zahlensymbol ($\frac{1}{2}$ oder 2), das auf der Anforderungskarte erscheint, den betreffenden Patienten mit einer halben oder zweifachen Menge von Kartoffeln, Gemüse usw. zu versorgen. Die Portionsgrößen sind also normiert und in der Regel auf drei verschiedene begrenzt.

Das Problem der Nachforderung geht mit steigendem Lebensstandard zurück, nur vereinzelt trat es bei der Untersuchung auf. Hier bot nur der Wärmewagen die Möglichkeit, einem Patienten Sauce, Gemüse oder Kartoffeln nachzureichen. Früher wurde beobachtet, daß auch beim Tablettsystem Schüsseln mit diesen Speisen für eventuelle Nachforderungen mit in den Wagen gestellt wurden. Diese Übung ist bei den untersuchten Krankenhäusern ganz aufgegeben worden. Wahrscheinlich haben das bessere Anfordern und die differenzierteren Mengenabgaben diese Nachforderungsmengen verschwinden lassen.

Die Erfahrungen der Praxis zeigen, daß der Speiseabfall in der Regel beim Wärmewagensystem größer ist als beim Tablettsystem, obwohl beim Tablettsystem die Portionsgrößen normiert sind, während sie beim Wärmewagensystem individuell gemessen werden können. Die Begründung ist darin zu suchen, daß beim Tablettsystem die Küche zwangsläufig keine anonymen Portionen, sondern Einzelmengen zu den Pflegeeinheiten gibt. Beim Wärmewagensystem bedarf es des Instrumentes der Schöpfliste, um die anonymen Portionsanforderungen in Mengenanforderungen umzuwandeln. Die Krankenhäuser die in der Speisenversorgung das sogenannte Punktsystem anwenden (Stationen fordern keine anonymen Portionen, sondern einzelne Mengen für die verschiedenen Speisen an), beweisen, daß bei vernünftiger Mengendisposition der Speiseabfall beim Wärmewagensystem höchstens gleich hoch, wenn nicht sogar geringer ist als beim Tablettsystem.

3. Ansehnlichkeit der Speisen

Das Ansehen der Essensportionen ist, unabhängig vom Verteilsystem, sehr unterschiedlich. Wird besonderer Wert darauf gelegt, dem Patienten ein einheitliches, ansehnlich zubereitetes Essen zu servieren, dann bietet das Tablettsystem die bessere Möglichkeit. Hier ist durch das zentrale Portionieren ein einheitlicher Standard leichter zu erreichen und zu kontrollieren. Auch beim Wärmewagen wird durch das Pflegepersonal vielfach mit Liebe und Sorgfalt ein ansehnliches Portionieren gepflegt; aber es bleibt immer nur der Stil der Pflegeeinheit, nicht hingegen der Stil des gesamten Krankenhauses. Wer dem Pflegepersonal diese Möglichkeit, einen eigenen Stil zu entfalten, belassen will, wird den Wärmewagen vorziehen.

4. Warmhaltemöglichkeit

Stichprobenartige Temperaturmessungen der Speisen ergaben bei den beiden Verteilsystemen keine wesentlichen Unterschiede in der Wärmespeicherung. Es bestätigt sich also, daß der absolute Heizeffekt der Verteilsysteme überschätzt wird. Zu kalt in der Küche einzeln- oder sammelportionierte Speisen werden weder durch das eine noch durch das andere System wärmer. Die Speisen können nur warmgehalten werden.

Immerhin bietet ein Vergleich des Warmhaltevermögens von Einzelmenagen (mit Heizkern) und Sammelmenagen gewisse Differenzierungsmöglichkeiten. Beim Wärmewagen konnte beobachtet werden, daß die Speisen etwas wärmer in die Sammelmenagen kamen als beim Tablettsystem auf die Teller. Der schwache Punkt beim Wärmewagensystem ist die Vorwärmtemperatur der Menagen, die meist nur mit heißem Wasser auf etwa 35° C gebracht werden. Darüber hinaus ist die Füllmenge entscheidend. Je größer die eingefüllte Menge, um so länger bleibt die Speise warm. Beim Tablettsystem ist das Warmhaltevermögen der Einzelmenagen einmal abhängig von den Aufheiztemperaturen des Heizkerns (Pellets), des Tellers, des Deckels und der Unterteilschale. Vier verschieden hohe Aufheizleistungen müssen miteinander optimalisiert werden. Der schwache Punkt ist der Teller, der in der Untersuchung selten wärmer als 40° C war. Zum anderen aber ist die Temperatur der zu portionierenden Speise wichtig.

5. Lärmbelästigung

Beide Verteilsysteme begrenzen die Lärmbelästigung der Patienten durch Speisenverteilung und Geschirr-Reinigung im Gegensatz zur alten Verteilmethode auf ein Minimum. Die verbleibende Lärmbelästigung ist beim Wärmewagensystem größer als beim Tablettsystem. Sowohl die Vorbereitungsarbeiten, das Herausziehen der Geschirr- und Besteckkörbe wie das Abräumen verursachen meist einen gewissen Lärm. Demgegenüber ist die Lärmbelästigung beim Tablettsystem nur gering und nur für eine viel kürzere Zeitspanne zu verspüren.

C. Gesichtspunkte des Personals

1. Küchenpersonal

Bei optimaler Benutzung des Verteilsystems stellt das Tablettsystem geringere Anforderungen an die Organisationsgeneigtheit des Personals als das Wärmewagensystem. Beim Wärmewagensystem ergeben sich immer wieder viel stärkere Ausbrüche aus den systembedingten Arbeitsabläufen als beim Tablettsystem, vor allem durch Zwischenlagerung und Warmhaltung der Speisen. Ferner sind aus übertriebener Vorsicht, mit der Zeit zurechtzukommen, Kartoffeln und Gemüse beim Wärmewagensystem meist früher gar als beim Tablettsystem (Bezugspunkt: Beginn des Verteilprozesses).

Beim Wärmewagensystem macht vor allem das Ausrechnen von Portionszahlen in Gefäß- und Kellenkapazität noch große Schwierigkeiten. Dies ist wohl auch mit ein Grund, daß die Abfallmengen hier größer waren. Es handelt sich dabei jedoch um subjektive Fehlerquellen, nicht um einen objektiven Mangel des Systems.

Das Tablettsystem bietet gute Ansätze für gruppenorganisatorische Maßnahmen. Individuelle Leistungen werden am Band zwangsweise koordiniert. Dagegen ist die Koordination der Einzelleistungen beim Beladen der Wärmewagen eine Funktion des guten Willens und der Disziplin.

2. Ausbildungsstand des Personals

Der Vergleich der beiden Verteilsysteme ergibt, daß kein System einen höheren Einsatz besonders ausgebildeter Küchenkräfte (z. B. Diätassistentinnen) notwendig macht. Es hat sich vielmehr gezeigt, daß man die Arbeitskräfte, die man in beiden Fällen benötigt, qualitativ als gleichwertig ansehen kann. Umgekehrt kann man auch nicht feststellen, daß bei einem der beiden Systeme ein höherer Anteil angelernter Küchenkräfte beschäftigt werden kann. Auch die Dispositionsanforderungen an die Küchenleitung sind bei beiden Verteilsystemen die gleichen. Dagegen sind Anleitung, Einweisung und Einübung des Küchenpersonals, die notwendig sind, um einen guten Standard in der Speisenverteilung zu erzielen, bei beiden Systemen etwas unterschiedlich. Die Inbetriebnahmeerfahrungen haben gezeigt, daß im Wärmewagensystem schnellere Umstellungszeiten erreicht werden, weil hier der Kooperationszwang sich nicht so direkt auswirkt wie beim Tablettsystem. Auch ist die Zahl der im Verteilprozeß Tätigen hier variierbar, beim Tablettsystem hingegen nicht. Ausfälle können beim Wärmewagensystem besser kompensiert werden als beim Tablettsystem.

Im Pflegebereich verlangt nur der Wärmewagen eine Anleitung. Mit dem Tablettsystem kann jede Pflegekraft arbeiten.

3. Entlastung des Pflegepersonals

Vielfach wird zugunsten des Tablettsystems argumentiert, daß hierbei das Pflegepersonal wesentlich zugunsten der echten Krankenpflege entlastet wird. Die beim Verteilen eingesparte Zeit kann jedoch nur schwer genutzt werden, da in der Hauptessenszeit, mittags, kaum ein anderer Krankenpflegedienst zusätzlich ausgeführt werden kann. Mehr Zeit findet man also in erster Linie nur für das Füttern von Schluckbehinderten oder anderen Kranken, die nicht gut selbst essen können. Eine direkte Einsparung an Anwesenheitsstunden in der Mittagszeit ist gegenwärtig nicht möglich.

Wichtiger ist die Feststellung, daß beim Tablettsystem weniger Aufräumarbeiten nach dem Verteilen anfallen als beim Wärmewagensystem. Diese Arbeit wird auf das Personal an der Spülmaschine verlagert.

4. Arbeitsmarktkonformität

Bei sonst gleicher Wirtschaftlichkeit erweist sich das Verteilsystem als vorteilhafter, das sich der Entwicklung des Arbeitsmarktes optimal anpassen kann. In Zeiten hoher Überbeschäftigung und einer dementsprechenden angespannten Arbeitsmarktlage würde das Verteilsystem, das insgesamt weniger Arbeitskräfte braucht, vorzuziehen sein. Die Analyse der Gleichzeitigkeitsfaktoren in der Anwesenheitsbesetzung zeigt, daß mit dem Wärmewagensystem einem knappen Angebot an Arbeitskräften am besten begegnet werden kann. Fehlende Kräfte in der Küche lassen sich beim Wärmewagensystem leichter kompensieren; fehlenden Pflegekräften kommt das Tablettsystem stärker entgegen.

D. Gesichtspunkte der Küchenausstattung

Die Untersuchung des funktionellen Zusammenhanges zwischen Küchenausstattung und Verteilsystem ergab, daß für die Funktionsfähigkeit in der Küche lediglich gewisse räumliche Bedingungen erfüllt werden müssen. So verlangt das Sammelportionieren mit dem aufgeheizten Wagen eine Verkehrsfläche, die ein Vorbeifahren der Wagen an allen Kochgruppen möglich macht. Ähnlich ist es beim Tablettsystem zu verlangen, daß die Spenderwagen vorbeifahren können und für die Dispenser mit großen Mengen (z. B. Kartoffeln, Suppe u. ä.) eine verkehrsgünstige Nachlieferung möglich ist.

Neben dieser rein quantitativen Bedingung einer ausreichend großen Fläche ergibt sich als qualitative Voraussetzung die funktionsgerechte Zuordnung aller Geräte zum jeweiligen Verteilsystem. Das gilt nicht nur für die Kochgruppen, sondern auch für die Geschirrspülmaschine. Insgesamt hat sich herausgestellt, daß der quadratische Zuschnitt der reinen Küchenfläche (ohne Lager) die besten Lösungen zuläßt.

V. Kostenvergleiche

Die Hauptfrage bei der Beurteilung der Speisenverteilsysteme ist die Frage nach der Wirtschaftlichkeit. Um die Wirtschaftlichkeit bestimmen zu können, müssen die verschiedenen Kostenarten miteinander verglichen werden. Dazu werden die Anschaffungskosten aus Unterlagen der Krankenhäuser und der Firmen zusammengestellt, die Personalkosten aus Zeitmessungen gewonnen und die Sachkosten durch Verbrauchsrechnungen ermittelt. Im laufenden Text werden alle Kostenvergleiche für ein Krankenhaus mit 300 Betten aufgestellt, im Anhang, in verkürzter Form, für ein Krankenhaus mit 700 Betten.

A. Vergleich der Anschaffungskosten

Zur Ermittlung der Anschaffungskosten wurden Angebote verschiedener Firmen miteinander verglichen, die für Kosten- und Erlösschätzungen sowie für Ausschreibungen bei Neubauplanungen gegen Ende 1965 abgegeben wurden. Aus den Firmenpreisen wurde ein Durchschnittspreis bei angemessener Ausführung entwickelt. Mengenrabatte sind nicht berücksichtigt worden. Es wird unterstellt, daß sich Mengenrabatte, Treueprämien usw. in beiden Systemen gleichermaßen auswirken. Der Preisstand Ende 1965 schließt Transport und Montage mit ein.

Die Preisvergleiche der Firmenangebote zeigten weder beim Wärmewagen- noch beim Tablettsystem große Unterschiede. Lediglich für die verschiedenen Krankenhausgrößen ergaben sich Preisunterschiede, nicht nur insgesamt, sondern auch auf die Einzelportionen bezogen.

Tab. 2 Anschaffungskosten und Bettenkapazität

Bettenkapazität	Anschaffungskosten in DM			
	Wärmewagensystem		Tablettsystem	
	Insgesamt	je Bett	Insgesamt	je Bett
300 Betten	97 500	325	130 000	433
500 Betten	162 500	325	180 000	380
700 Betten	227 500	325	230 000	329
900 Betten	292 500	325	270 000	300

Betrachtet man die Entwicklung der Anschaffungskosten mit zunehmender Bettenzahl, dann ergibt sich der in Tab. 2 dargestellte Anstieg der Gesamtkosten. Beim Wärmewagensystem verläuft die Gesamtkostenentwicklung etwa linear, und zwar dadurch bedingt, daß für je 20 aufgestellte Betten ein Wärmewagen im Werte von 6500,— DM

(Preisstand Ende 1965) angeschafft werden muß. Der Pro-Bett-Betrag ist also stets etwa gleich hoch.

Beim Tablettsystem dagegen entstehen im Verlaufe der Gesamtkostenentwicklung mehrfach Sprungkosten, bedingt durch die unterschiedliche Kapazität der einzelnen Einrichtungen, so beim Fließband – alle 700 Betten, beim Pelletofen – alle 300 Betten, bei den Dispenserwagen – alle 700 Betten, bei den beheizten Tellerspendern – alle 150 Betten, bei den Transportwagen für die portionierten Essen – alle 20 Betten usw. Der Pro-Bett-Betrag wird beim Tablettsystem also mit zunehmender Bettenzahl in Intervallen kleiner. Ein Vergleich der Anschaffungskosten kleinerer Häuser ergibt, daß das Tablettsystem für ein 200-Betten-Krankenhaus etwa ein Drittel höhere Anschaffungskosten mit sich bringt als das Wärmewagensystem. Ein Vergleich der Anschaffungskosten größerer Häuser zeigt folgende Regelmäßigkeit:

    700 bis 1100 Portionen/Betten – Vorteil des Wärmewagensystems
    1100 bis 1400 Portionen/Betten – Vorteil des Tablettsystems
    1400 bis 1700 Portionen/Betten – Vorteil des Wärmewagensystems
    1700 bis 2000 Portionen/Betten – Vorteil des Tablettsystems

Die hohe Leerkostenbelastung des Tablettsystems bei nicht voll ausgelasteten Verteilerbändern (d. h. weniger als 600 über das Band zu verteilende Portionen) bringt für das Wärmewagensystem in denjenigen Intervallen Vorteile mit sich, die sich nicht durch 600 teilen lassen. Die Kapazitäten absolut höchster Vorteile für das Tablettsystem sind 600, 1200, 1800, 2400 Portionen usw. Umgekehrt hat das Wärmewagensystem die größten Vorteile bei Kapazitäten im Bereich von etwa 200, 1500, 2100 Portionen usw.

Da es für das Wärmewagensystem so gut wie keine Leerkostenprobleme gibt, bietet es sich – wenn man nur von den Anschaffungskosten ausgeht – als das elastischere System für diejenigen Krankenhäuser an, die in ihren Bettenzahlen nicht mit den optimalen Kapazitäten des Tablettsystems übereinstimmen.

Eine detaillierte Übersicht über die Anschaffungskosten bringen die Tab. 3 und 4. Die Tab. 5, 6 und 7 zeigen einen Vergleich der gesamten Anschaffungskosten für die Krankenhausgrößen von 300 und von 700 Betten.

Tab. 3 Anschaffungskosten – Kosten der Verteilanlage und der Transportwagen

Kostenarten	Anschaffungskosten in DM	
	Wärmewagensystem	Tablettsystem
Transportwagen für eine Pflegeeinheit von 20 Betten	6 200	2 320
Satz Transportgefäße (pro Wagen)	300	entfällt
Vollständiges Patientengeschirr	50	108
Verteilanlage (Fließband)	entfällt	12 000
Pelletofen für 300 Heizkerne	entfällt	9 000
Beheizte Dispenserwagen (Schöpfwagen)	entfällt	2 600
Unbeheizte Dispenser (für Körbe, Tabletts)	entfällt	1 200
Beheizte Dispenser (für Teller, Deckel)	entfällt	1 300

Tab. 4 Anschaffungskosten – Kosten der Erstausstattung mit Geschirr
(pro Patient)

Kostenarten	Anschaffungskosten in DM	
	Wärmewagensystem	Tablettsystem
Grundbestand (unabhängig vom Verteilsystem):		
1 Satz Bestecke	5,20	5,20
2 Kompott-Schalen	5,10	5,10
2 Kaffee-/Teekannen	12,20	12,20
1 Eierbecher	2,50	2,50
2 Tassen	3,—	3,—
2 Untertassen	2,50	2,50
2 Vorlageteller	6,30	6,30
Summe Grundbestand	36,80	36,80
Systembezogener Bestand (abhängig vom Verteilsystem):		
1 Tablett 40×50 cm	5,30 (⅓ Anteil)	15,90
1 Suppentasse (-Teller)	4,50	12,10
1 Warmhaltegeschirr (Unterteil, Teller, Heizkern, Deckel)	–	42,60
1 flacher Teller	3,40	–
Summe systembezogener Bestand	13,20	70,60
Gesamtkosten Geschirr	50,—	107,40

Tab. 5 Zusammensetzung der Anschaffungskosten im Tablettsystem

Kostenarten	Anschaffungskosten in DM	
	300 Betten	700 Betten
Fließband	12 000	12 000
Dispenserwagen	13 000	13 000
Einsatztöpfe	3 000	3 500
Tablettspender	3 600	6 000
Korbwagen, groß	2 600	3 900
Korbwagen, klein	2 400	2 400
Große Körbe	2 000	3 400
Kleine Körbe	900	1 650
Heizkernöfen	20 000	26 000
Sonstiges	2 600	3 500
Verteileranlagekosten	62 100	75 350
Kosten für unbeheizte Transportwagen (je 20 T.) pro Stück 2 320,— DM	34 800	81 200
Geschirr	32 220	75 180
Gesamtanschaffungskosten	129 120	231 730

Tab. 6 Vergleich der Anschaffungskosten bei 300 Betten

Kostenarten	Anschaffungskosten in DM	
	Wärmewagensystem	Tablettsystem
Geschirr	15 000	32 220
Anlage	–	62 100
Wagen	97 500	34 800
Gesamtkosten	112 500	129 120

Tab. 7 Vergleich der Anschaffungskosten bei 700 Betten

Kostenarten	Anschaffungskosten in DM	
	Wärmewagensystem	Tablettsystem
Geschirr	35 000	75 180
Anlage	–	75 350
Wagen	227 500	81 200
Gesamtkosten	262 500	231 730

B. Vergleich der Vorhaltungskosten

Für eine Beurteilung der Wirtschaftlichkeit reichen die Anschaffungskosten nicht aus. Ausschlaggebend sind die wiederkehrenden, jährlichen Belastungen, die sich aus der Nutzung der Anlagen ergeben, die sogenannten Vorhaltungskosten (Abschreibungen und Instandhaltungskosten). Die Höhe der Abschreibungen berechnet sich aus den Anschaffungskosten einerseits und der Nutzungsdauer der Anlagen andererseits. Die Nutzungsdauer des Wärmewagens wird in dieser Untersuchung auf 8 Jahre angesetzt. An mehreren Stellen wurden Wärmewagen vorgefunden, die seit 8 Jahren und länger in Betrieb sind. Bei ihnen mußte festgestellt werden, daß sie in der Aufheizleistung stark nachgelassen haben, daß ihre Mechanik an vielen Stellen erneuert werden mußte und daß sie mit Anschlußwerten bis zu 20 kW technisch überholt sind.

Die Nutzungsdauer für das Tablettsystem konnte nur schlecht geschätzt werden, weil die untersuchten Verteilanlagen noch nicht sehr lange in Betrieb sind. Aus der Erfahrung ausländischer (vor allem holländischer) Krankenhäuser konnte gelernt werden, daß auch hier nach 8 Jahren das Ende der Nutzungsdauer erreicht sein wird. Dabei wird das Band, sein Motor und seine Mechanik weniger stark abgenutzt als die heizbaren Dispenser, die Pelletöfen und die Transportwagen[2].

Das Geschirr der beiden Systeme hat im allgemeinen ebenfalls etwa gleiche Nutzungsdauer. Das gilt vor allem für das Schöpfgeschirr, dessen Nutzungszeit man auf 8 Jahre ansetzen kann. Die Menagen sind auch nach 8 Jahren noch zu gebrauchen, aber sie werden doch unansehnlich, so daß auch ihre Nutzungsdauer auf 8 Jahre bemessen werden kann.

Zu den Vorhaltungskosten gehören aber auch die Instandhaltungskosten, d. h. die Kosten der Wartung und der Reparatur. Es hat sich gezeigt, daß ein Wert von 1% der Anschaffungskosten der Grundanlage und der Wagen als Instandhaltungsaufwand angemessen ist. Geschirrersatz wird in den Sachkosten miterfaßt. Danach errechnen sich für ein Krankenhaus mit 300 Betten die in Tab. 8 dargestellten Vorhaltungskosten.

---

[2] Portionierbänder werden in den USA in 20 Jahren abgeschrieben. Vgl. dazu Uniform Chart. AHA, 1959, S. 164. Für die anderen Geräte werden dort keine Jahreszahlen genannt.

Tab. 8 Berechnung der Vorhaltungskosten für ein Krankenhaus mit 300 Betten

	Kosten in DM	
	Wärmewagensystem	Tablettsystem
Gesamter Anschaffungswert für eine Verteilanlage (gerundet)	108 000	130 000
darin Anschaffungskosten für Geschirr	15 000	32 000
Abzuschreibender Anschaffungswert	93 000	98 000
Verteilt auf 8 Jahre Nutzungsdauer = 12,5% jährliche Abschreibung (12,5% vom abzuschreibenden Abschreibungswert)	11 625	12 250
Instandhaltungskosten = 1% vom abzuschreibenden Anschaffungswert	930	980
Vorhaltungskosten (Abschreibung + Instandhaltung)	12 555	13 230

C. Vergleich der Finanzierungskosten

Grundlage für die Berechnung der Finanzierungskosten ist das gesamte betriebsnotwendige Kapital. Die hier angestellten Untersuchungen über die Finanzierungskosten beschränken sich auf die Kosten der Anlagefinanzierung, da die Berechnung der Kosten der Finanzierung des Umlaufvermögens nicht möglich war.

Die Kosten der Anlagefinanzierung sind nach der approximativen Methode berechnet von dem mittleren Anschaffungswert einschließlich dem Wert des Geschirrs. Als Zinssatz wird 5% gewählt. Danach betragen die Finanzierungskosten bei einem Krankenhaus mit 300 Betten beim Wärmewagensystem 2700,— DM (5% von $0,5 \times 108000$ DM), beim Tablettsystem 3250,— DM (5% von $0,5 \times 130000$ DM).

Die jährliche Belastung mit Vorhaltungs- und Finanzierungskosten bei einem Krankenhaus mit 300 Betten sind der Tab. 9 zu entnehmen[3].

Tab. 9 Vorhaltungs- und Finanzierungskosten für ein Krankenhaus mit 300 Betten

Kostenarten	Kosten in DM	
	Wärmewagensystem	Tablettsystem
Vorhaltungskosten insgesamt	12 555,—	13 230,—
Finanzierungskosten insgesamt	2 700,—	3 250,—
Vorhaltungs- und Finanzierungskosten insgesamt	15 255,—	16 480,—
Pro Patient und Jahr	50,58	54,90
Pro Pflegetag	0,17	0,18

[3] Eine gleichzeitig abgeschlossene Untersuchung des King Edward's Hospital Fund for London und des North East Metropolitan Regional Hospital Board über ein bestimmtes Tablettsystem (Ganymede Tray System) kommt zu einem ähnlich lautenden Ergebnis. Die Kapitalkostendifferenz für ein 300-Betten-Krankenhaus beträgt 34 £ pro Bett. Sie wurde errechnet aus den Kapitalkosten für das Tablettsystem (66 £) und denjenigen des Wärmewagensystems (32 £). Auch dieser Report kommt zu dem Ergebnis, daß erst mit höherer Bettenzahl diese Differenz niedriger wird. Vgl. dazu: The Ganymede Tray Service in Hospital, A Joint Report by King Edward's Hospital Fund of London and North East Metropolitan Regional Hospital Board on the Ganymede Tray Service at Bethnal Green Hospital. Prepared by the Fund's Catering Advisory Service and the Board's Work Study Unit, Published by King Edward's Hospital Fund for London 1966.

D. Vergleich der Sachkosten

Zu den Sachkosten, die für den Speisenverteilprozeß in einem Krankenhaus laufend anfallen, rechnen folgende Kostenarten: Kosten für den Geschirrersatz, Kosten für den Wasser- und Spülmittelverbrauch zum Säubern des Patientengeschirrs, Kosten für den Elektroenergieverbrauch, der beim Verteilen entsteht, Kosten für Formulare.

1. Geschirrersatz

Bei der Berechnung der Kosten des Geschirrersatzes kann man davon ausgehen, daß der Bruchersatz bei beiden Verteilsystemen gleich hoch ist. Hinzu kommt der Ersatz des abhandengekommenen Geschirrs. Erfahrungsgemäß muß alle vier Jahre der gesamte Bestand ersetzt werden. Das bedeutet, daß 25% der Erstausstattungskosten jährliche Geschirrersatzkosten sind. Für das Wärmewagensystem würde demnach pro Patient ein Betrag von 50:4 = 12,50 DM in die Jahresrechnung einzusetzen sein. Beim Tablettsystem beträgt der Geschirrersatz pro Patient jährlich 108:4 = 27,— DM.

2. Wasser

Sachkosten durch Wasserverbrauch entstehen vornehmlich beim Spülen. Die Spülmaschinen verbrauchen im Schnitt etwa 750 Liter in der Stunde, das sind bei 5 Stunden Spülzeit täglich 3750 Liter Wasser. Die Tageskosten betragen demnach etwa 4,— DM, die Jahreskosten 1460,— DM. Ein Kostenunterschied zwischen den beiden Systemen konnte nicht festgestellt werden.

3. Spülmittel

Die Sachkosten für Spül- und Reinigungsmittel können als gleichwertig angesehen werden, da beide Systeme theoretisch mit den gleichen Spülmaschinen arbeiten können und die Differenzen in der Spülzeit bezüglich des Spülmittelverbrauchs kostenmäßig kaum ins Gewicht fallen. Ein verschieden hoher Verbrauch bei Umlauf- oder Bandspülmaschinen konnte nicht festgestellt werden. Die Kosten pro Laufstunde betragen etwa 2,— DM (Kosten für Vordosierungsmittel, Reiniger, Glanztrockner-Rinser). Bei etwa 5 Stunden Spülzeit täglich lassen sich die Jahreskosten etwa in Höhe von $5 \times 365 \times 2 = 3650$,— DM bestimmen.

4. Energie

Es wurde nur der Verbrauch an Elektroenergie in die Rechnung einbezogen, der durch das Aufheizen der Wärmewagen oder durch das Aufheizen der Pelletöfen, Dispenser, Geschirrwärmer, Deckelstapler usw. entsteht, zuzüglich des geringen Stromverbrauches für den Fließbandmotor und den Motor der Spülmaschine. Die bei jeder Mahlzeit für die heizbaren Wärmewagen entstehenden Energiekosten richten sich nach dem Nennaufnahmewert, der für diese Rechnung mit 2 kW pro Wagen für 1,2 Stunden angenommen wurde. Beim Tablettsystem beträgt die Summe der Nennaufnahmewerte etwa 15 kW. Wenn man den Preis für 1 kWh mit 0,10 DM ansetzt, dann betragen in einem 300-Betten-Krankenhaus die jährlichen Energiekosten beim Wärmewagensystem 1204,— DM, beim Tablettsystem 1460,— DM.
Man kann sagen, daß die Elektroenergiekosten beim Tablettsystem bis zur Kapazitätsgrenze von etwa 300 Portionen höher liegen als beim Wärmewagensystem. Der Kosten-

vorteil nimmt mit zunehmender Kapazität ab, bei 330 Portionen deckt sich der Verbrauch, ab 350 Betten steigt mit zunehmenden Portionsmengen der Kostenvorteil des Tablettsystems. Er erreicht ein Maximum etwa bei 600 bis 700 Portionen (pro warmer Mahlzeit etwa 30 kWh). Absolut gesehen beträgt er nur 0,05 kWh pro Patient; es muß jedoch berücksichtigt werden, daß diese Nennaufnahme zu den Spitzenbelastungszeiten erfolgt und vielfach sehr teuer sein kann.

Mit dem Aufstellen eines zweiten Portionierungsbandes bei etwa 700 Portionen bringt die Nennbelastung des zweiten Bandes einen Kostensprung von etwa 40 kW mit sich.

5. Formulare

Die anfallenden Formularkosten sind absolut und relativ gering. Sie können nur schlecht quantifiziert werden, so daß im Rahmen dieser Untersuchung nur eine schätzende Gegenüberstellung erfolgt. Beim Wärmewagensystem betragen die Jahreskosten etwa 150,— DM (Anforderungszettel der Pflegeeinheiten, Kreide für Dispositionstafel, Diätzettel usw.), beim Tablettsystem etwa 700,— DM (farbige Karten mit Spalten für Patienten-Namen, Markierung der Dispenser mit Lochstreifen usw.).

Als Ergebnis ist festzuhalten, daß ein leichter Kostenvorteil für das Wärmewagensystem vorhanden ist, der monetär schlecht zu schätzen ist, aber etwa in der Größenordnung von 0,5 Pfennigen pro Patient und Tag liegen wird. Insgesamt ergeben sich für ein Krankenhaus mit 300 Betten jährlich die in Tab. 10 dargestellten Sachkosten.

Tab. 10 Sachkosten für ein Krankenhaus mit 300 Betten

Kostenart	Sachkosten in DM pro Jahr	
	Wärmewagensystem	Tablettsystem
Geschirrersatz	3 750	8 100
Wasser	1 460	1 460
Spülmittel	3 650	3 650
Energie	1 204	1 460
Formulare	150	700
Sachkosten insgesamt	10 214	15 370

E. Vergleich der Personalkosten

1. Methodik der Ermittlung des Zeitbedarfs

Zu den laufend anfallenden Personalkosten für die Speisenverteilung rechnen alle Löhne, die beim Portionieren, beim Be- und Entladen der Transportwagen, beim Transportieren der Wagen sowie beim Servieren entstehen. Hinzu kommen die Löhne für die Geschirr-Reinigung. Grundlage für die Ermittlung der Personalkosten ist der Zeitaufwand für das Portionieren, Transportieren und Verteilen. Die dabei anfallenden Zeiten wurden jeweils für drei Mahlzeiten gemessen, und zwar für Frühstück, Mittagessen und Abendbrot. Da sich allgemein empfiehlt, den Nachmittagskaffee zusammen mit dem Abendbrot gegen 15.00 Uhr zur Pflegeeinheit zu bringen (warme Diäten müssen gegebenenfalls nachgeschickt werden[4], wurde diese Regelung bei der Feststellung der Soll-Werte unterstellt. Weiter wurde unterstellt, daß abends nur noch Kaltverpflegung ausgegeben

---

[4] Es ist auch eine Regelung denkbar, bei der Mittagessen und Nachmittagskaffee gemeinsam transportiert werden. Abweichungen im Zeitaufwand ergeben sich dadurch kaum.

wird und daß ein angemessener Standard in der Verpflegung (auch normaler Diätanteil) geboten wird.

Die ernährungswissenschaftliche Forderung, die Nachgarzeiten zu begrenzen, zwingt dazu, den Verteilprozeß auf maximal 60 Minuten zu begrenzen. Alle Soll-Zeiten sind unter dieser Zielsetzung ermittelt worden, um zu erreichen, daß der Patient sein Essen zu einer möglichst physiologisch normalen Zeit erhält. Hinzu kommt, daß das Personal auf den Pflegeeinheiten früh in die Mittagspause gehen möchte; auch dieser Umstand begrenzt die Länge der Verteilzeit.

Bei der Untersuchung wurde darauf geachtet, daß keine knappen Produktionsfaktoren von vornherein der Erfüllung optimaler Arbeitsabläufe im Wege standen. Das bedeutet, daß weder die Personalknappheit, noch unzureichende Hilfsmittel (Kapitalknappheit) die Ergebnisse der Untersuchung verfälscht haben. Es wurde weiter unterstellt, daß zwischen den beiden untersuchten Verteilsystemen und ihren jeweiligen räumlichen, technischen und organisatorischen Bedingungen und anderen Leistungsstellen kein wechselseitiger Zusammenhang besteht. Mögliche Beziehungen zwischen der Art des Speisenverteilsystems und der Arbeit anderer Abteilungen (technische Dienste, Verwaltung usw.) werden in dieser Unterstellung vernachlässigt, da sie erfahrungsgemäß unbedeutend sind.

Der Vergleich der Personalkosten erfolgt in Form einer Arbeitszeitbedarfsrechnung. Dazu wurden die beiden Speisenverteilsysteme entsprechend ihrem Arbeitsablauf in Einzelelemente zerlegt, deren Ausführungszeiten meßbar waren. Aus der Addition der durchschnittlichen Elementarzeiten wurden Gesamtzeitaufwendungen errechnet, die dem Wirtschaftlichkeitsvergleich als Ausgangsdaten zugrunde gelegt wurden. Die Zerlegung des komplizierten Gesamtablaufes in Einzelelemente wurde nur soweit vorgenommen, als es die Technik der Zeitmessungen einerseits und der Vergleich der beiden Systeme untereinander andererseits erforderten. Eine Aufgliederung nach technischen oder organisatorischen Gesichtspunkten war nicht sinnvoll, da keine Bestimmung von Vorgabezeiten angestrebt wurde. Nur die organisatorische Bedeutung bestimmt den Umfang des einzelnen Ablaufelementes, nicht die arbeitsphysiologische Festlegung der optimalen Bewegung, wie es etwa zum Zweck einer leistungsgerechten Entlohnung notwendig ist.

Bei der Zeitmessung ergab sich die methodische Schwierigkeit, diejenigen Fälle, in denen schlecht organisierte Speisenverteilung im Tablettsystem mit mangelhaftem Wärmewagensystem verglichen würde, auszuschalten. Dies gelang nur dadurch, daß die Vergleichsrechnung auf die Gegenüberstellung von Durchschnittszeiten beschränkt wurde, nachdem man die positiven wie negativen außergewöhnlichen Werte ausgeschaltet hatte. Nicht verfahrensbedingte Werte ergaben sich aus besonderen lokalen Umständen (z. B. Rampen, die beim Horizontaltransport zu überwinden waren) oder personalbedingten Umständen (z. B. Einsatz von Fremdarbeitern, die kaum deutsch sprachen) u. a. m. Das bereinigte Ist wurde nach Ausschalten aller Unzulänglichkeiten nochmals daraufhin überprüft, ob sich durch straffere Arbeitsorganisation eine Zeiteinsparung erzielen ließe. Auf diese Weise wurde eine Art optimale Zeit ermittelt. Die Arbeitszeitbedarfsrechnung gliedert sich also in folgenden Stufen:

Vergleich der gemessenen niedrigsten und höchsten Zeiten
Eliminieren der nicht verfahrensbedingten Zeiten
Festlegen einer durchschnittlich gemessenen Zeit
Eliminieren der besonderen Abweichungen, die einem optimalen Ablauf entgegenstehen
Festlegen der optimalen Zeit

Der Umfang der Untersuchungen erlaubt es, die zuletzt gewonnene optimale Zeit für die Ausführung des gesamten Verteilprozesses als Soll-Zeit oder Normalleistung für die jeweiligen Systeme zu bezeichnen. Es erschien dagegen noch zu früh zu sein, Zeitnormen für die einzelnen Arbeitstakte anzugeben. Weder konnte die qualitative unterschiedliche Zusammensetzung des Personals gebührend berücksichtigt werden, noch sind die Einflüsse der nach Lieferfirmen unterschiedlichen Einrichtung und Ausstattung für die Einzelzeiten genau zu erfassen gewesen. Für die Gesamtzeiten dagegen haben diese Einflüsse keine entscheidende Bedeutung.

2. Zeitaufwand für die Speisenverteilung

Die Ergebnisse der Zeitaufnahmen in der Hauptküche und auf den Pflegeeinheiten sind in den Tab. 11 bis 16 zusammengestellt. Danach ergibt sich für das Wärmewagensystem in der Hauptküche ein Zeitvorteil von 4,3 Minuten pro Patient und Tag, für das Tablettsystem auf den Pflegeeinheiten ein Zeitvorteil von 4,5 Minuten pro Patient und Tag.

Tab. 11   Zeitaufwand in der Hauptküche für Frühstück in Minuten pro Patient und Tag

Frühstück	Zeitaufwand in Minuten	
	Wärmewagensystem	Tablettsystem
Niedrigster Zeitaufwand	0,7	0,9
Höchster Zeitaufwand	1,1	2,1
Rechnerischer Durchschnittszeitaufwand	0,9	1,5
Bereinigung um die nicht-verfahrensbedingten Zeiten	–	–
Optimaler Zeitaufwand	0,9	1,5

Tab. 12   Zeitaufwand in der Hauptküche für Mittagessen in Minuten pro Patient und Tag

Mittagessen	Zeitaufwand in Minuten	
	Wärmewagensystem	Tablettsystem
Niedrigster Zeitaufwand	2,5	5,9
Höchster Zeitaufwand	3,5	6,5
Rechnerischer Durchschnittsaufwand	3,0	6,2
Bereinigung um die nicht-verfahrensbedingten Zeiten	–	1,0
Optimaler Zeitaufwand	3,0	5,2

Tab. 13   Zeitaufwand in der Hauptküche für Abendessen in Minuten pro Patient und Tag

Abendessen	Zeitaufwand in Minuten	
	Wärmewagensystem	Tablettsystem
Niedrigster Zeitaufwand	3,4	4,7
Höchster Zeitaufwand	3,6	5,3
Rechnerischer Durchschnittszeitaufwand	3,5	5,0
Bereinigung um die nicht-verfahrensbedingten Zeiten	–	–
Optimaler Zeitaufwand	3,5	5,0

Tab. 14 Optimaler Zeitaufwand in der Hauptküche für die Speisenversorgung in Minuten pro Patient und Tag

Mahlzeiten	Zeitaufwand in Minuten	
	Wärmewagensystem	Tablettsystem
Frühstück	0,9	1,5
Mittagessen	3,0	5,2
Abendessen		
(zusammen mit Nachmittagskaffee)	3,5	5,0
Gesamte Speisenverteilung	7,4	11,7

Tab. 15 Zeitaufwand auf den Pflegeeinheiten in Minuten pro Patient und Tag

Mahlzeiten	Zeitaufwand in Minuten	
	Wärmewagensystem	Tablettsystem
Frühstück		
Niedrigster Zeitaufwand	0,5	0,3
Höchster Zeitaufwand	0,7	0,3
Rechnerischer Durchschnittszeitaufwand	0,6	0,3
Bereinigung um die nicht-verfahrensbedingten Zeiten	–	–
Optimaler Zeitaufwand	0,6	0,3
Mittagessen		
Niedrigster Zeitaufwand	5,3	1,0
Höchster Zeitaufwand	6,1	1,0
Rechnerischer Durchschnittszeitaufwand	5,7	1,0
Bereinigung um die nicht-verfahrensbedingten Zeiten	1,0	–
Optimaler Zeitaufwand	4,7	1,0
Abendessen (zusammen mit Nachmittagskaffee)		
Niedrigster Zeitaufwand	2,0	1,0
Höchster Zeitaufwand	3,2	2,3
Rechnerischer Durchschnittszeitaufwand	2,6	2,1
Bereinigung um die nicht-verfahrensbedingten Zeiten	–	–
Optimaler Zeitaufwand	2,6	2,1

Tab. 16 Optimaler Zeitaufwand auf den Pflegeeinheiten für die Speisenverteilung pro Patient und Tag

Mahlzeiten	Zeitaufwand in Minuten	
	Wärmewagensystem	Tablettsystem
Frühstück	0,6	0,3
Mittagessen	4,7	1,0
Abendessen		
(zusammen mit Nachmittagskaffee)	2,6	2,1
Gesamte Speisenverteilung	7,9	3,4

Außer dem Zeitaufwand im Küchen- und Pflegebereich entstand für das Verteilen der Speisen auch noch ein Aufwand an Botenzeiten zum Transportieren der Wagen zum und im Aufzug sowie zu den Pflegeeinheiten. Unterschiedliche Zeiten im Vergleich von Frühstück, Mittagessen und Abendessen wurden nicht festgestellt. Der Botenzeitaufwand betrug jeweils 0,5 Minuten pro Patient und Mahlzeit beim Wärmewagensystem und 0,2 Minuten pro Patient und Mahlzeit beim Tablettsystem. Daraus ergaben sich tägliche Gesamtzeiten für den Botendienst von 1,5 Minuten pro Patient und Tag beim Wärmewagensystem und 0,6 Minuten beim Tablettsystem. Die Unterschiede sind nur auf das geringe Gewicht des Wagens im Tablettsystem zurückzuführen. Die Wärmewagen sind z. T. über 350 kg schwer und dazu noch vielfach schwierig zu fahren.

Tab. 17 bringt die Gesamtzeiten für die Speisenverteilung (optimale Werte). Diese Zeiten für das Verteilen der Patientenmahlzeiten müssen jeden Tag erbracht werden, und zwar mindestens in der Höhe, wie sie in dieser Untersuchung als optimale Zeiten festgestellt wurden.

Tab. 17 Gesamtzeiten für die Speisenverteilung (Optimalzeiten) in Minuten pro Patient und Tag

Arbeitsbereich	Zeitaufwand in Minuten	
	Wärmewagensystem	Tablettsystem
Küchenbereich	7,4	11,7
Pflegebereich	7,9	3,4
Botendienst	1,5	0,6
Alle Bereiche	16,8	15,7

3. Berechnung der Personalkosten

Will man die durch die Speisenverteilung entstehenden Personalkosten ermitteln, dann bedarf es dazu einer Bewertung des entstehenden Zeitaufwandes. Die Kosten für eine Personalstunde wurden – Tarifstand Anfang 1966 – im Mittel aller Personalkategorien mit 3,— DM Bruttolohn angenommen. Dazu kommen Zuschläge für die Leistungen des Arbeitgebers in Höhe von 60%, so daß sich eine effektive durchschnittliche Lohnkostenbelastung von 4,80 DM pro Personalstunde errechnen läßt.

Geht man von den täglich zu leistenden optimalen Zeitaufwendungen aus, dann läßt sich der Jahreslohnaufwand für ein Krankenhaus mit 300 Betten so berechnen, wie Tab. 18 ausweist.

Rein rechnerisch kommt man zu der Feststellung, daß durch das Tablettsystem etwa 10 000,— DM Personalkosten jährlich eingespart werden können. Diese globale Ein-

Tab. 18 Zeitaufwand und Kosten der Speisenverteilung für ein Krankenhaus mit 300 Betten

Zeitaufwand/Kosten	Wärmewagensystem	Tablettsystem
Täglicher Zeitaufwand pro Patient	16,8 Minuten	15,7 Minuten
Täglicher Zeitaufwand für 300 Patienten	5 040 Minuten oder 84 Stunden	4 710 Minuten oder 78,5 Stunden
Jährlicher Zeitaufwand für 300 Patienten	30 660 Stunden	28 653,5 Stunden
Tägliche Personalkosten	403,20 DM	376,80 DM
Jährliche Personalkosten	147 168,— DM	137 532,— DM

sparung kann aber nur dann realisiert werden, wenn im Pflegebereich, wo das Tablettsystem im Vergleich zum Wärmewagensystem Einsparungsmöglichkeiten bietet, auch Personal freigesetzt werden könnte. Die Arbeitszeitaufwendungen im Küchenbereich sind beim Wärmewagensystem 4 Minuten pro Patient und Tag geringer als beim Tablettsystem. Dieser Vorteil ist jedoch weitgehend realisierbar, d. h. es kann in der Küche so disponiert werden, daß tatsächlich weniger Kräfte eingestellt werden. In einem 300-Betten-Krankenhaus lassen sich 4 × 300 Minuten = 20 Stunden täglich tatsächlich einsparen, so daß zwei vollarbeitende und eine halbtagsarbeitende Kraft nicht eingestellt zu werden brauchen, wenn man etwa vom Tablettsystem zum Wärmewagensystem übergehen würde.

Umgekehrt wäre zu prüfen, ob sich die festgestellten Vorteile im Pflegebereich realisieren lassen, wenn man beispielsweise vom Wärmewagensystem zum Tablettsystem übergehen würde. Beim Wärmewagen sind 7,9, beim Tablettsystem 3,4 Minuten täglich im Pflegebereich für jeden Patienten aufzuwenden, um eine angemessene Versorgung mit Speisen durchzuführen. Daraus läßt sich ein Vorteil des Tablettsystems in Höhe von 4,5 Minuten pro Tag und Patient errechnen, das würde bei einem 300-Betten-Krankenhaus eine Einsparungsmöglichkeit von 4,5 × 300 Minuten = 22,5 Stunden bedeuten. Dieser Vorteil kann aber so gut wie gar nicht realisiert werden; denn einmal verteilt sich diese Einsparung auf 10 bis 15 Pflegeeinheiten, und zum anderen geht die Personalbesetzung im Pflegebereich bereits jetzt von einer Mindestanwesenheitsbesetzung aus, die für die kurze Zeit der Speisenverteilung nicht noch mehr verringert werden kann.

F. Gesamtkostenvergleich

Faßt man die Einzelergebnisse des Kostenvergleiches zusammen (vgl. Tab. 19), dann ergibt sich insgesamt gesehen ein Kostenvorteil zugunsten des Tablettsystems in Höhe von 3255,— DM. Wie bereits dargestellt, ist dieser Kostenvorteil jedoch bei den der-

Tab. 19 Jahresgesamtkosten der Speisenverteilung für ein Krankenhaus mit 300 Betten

Kostenart	Jahresgesamtkosten in DM	
	Wärmewagensystem	Tablettsystem
Personalkosten	147 168	137 532
Sachkosten	10 214	15 370
Vorhaltungskosten	12 555	13 230
Finanzierungskosten	2 700	3 250
Gesamtkosten	172 637	169 382

zeitigen Verhältnissen kaum realisierbar. Unter Berücksichtigung des Umstandes, daß praktisch die Vorteile, die das Tablettsystem für die Pflegeeinheit bringt, nur darin bestehen, daß das Pflegepersonal nur arbeitsintensitätsmäßig entlastet wird, entsteht sogar ein Kostennachteil; denn in der Praxis ist in dem Krankenhaus, das mit Tablettsystem arbeitet, die gleiche Personalbesetzung notwendig, wie in demjenigen, das mit dem Wärmewagensystem arbeitet. Man kann also unterstellen, daß die 4,5 Minuten Pflegevorteil pro Patient und Tag sich nicht als Kostensenkung realisieren lassen, sondern lediglich eine Arbeitsentlastung des Pflegepersonals zur Zeit des Essenausteilens bedeutet. Für eine Vergleichskalkulation, die auf die praktikablen Vorteile abgestellt wird, bedeutet dies, daß das Tablettsystem in einem 300-Betten-Krankenhaus jährlich etwa 7300 Arbeitsstunden als Leerkosten verursacht. Das macht in der Jahresrechnung einen Betrag von etwa 32000,— DM aus[5].

VI. Ausblick auf die Rationalisierungsmöglichkeiten

Bei gegebenem Stand der Technik sind Kostenminderung und stärkere Rationalisierung nur noch durch eine straffere Arbeitsorganisation möglich. Straffere Arbeitsorganisation aber heißt vor allem, gewisse Kommunikationsschwächen zu überwinden; denn es gibt zu wenig Informationen über Art und Umfang der Leistungen und Aufwendungen, die den Verantwortlichen zur Verfügung stehen. Weil es aber über die Speisenversorgung zu wenig Informationen über die tatsächlichen Leistungen und Aufwendungen gibt, werden auch nicht die nötigen Impulse zur Verbesserung ausgelöst. Weitere Rationalisierungschancen liegen daher in einem verbesserten Kommunikationssystem, bei dem mit der Erfassung von Fehlern und Mängeln bereits schon die Verbesserung einhergeht. Das Transparentmachen der betrieblichen Vorgänge ist vor allem deshalb von Bedeutung, weil mit einer Weiterentwicklung der Technik die noch zunehmende Arbeitsteilung in der Küche zu einem noch stärkeren Koordinierungszwang zwischen Küche und Verteilorganisation führt.

Die beobachteten subjektiven Schwierigkeiten der Speisenversorgung liegen nicht so sehr im fehlenden Personal, sondern in dem qualitativen Nutzbarmachen der vorhandenen Mitarbeiter. Zur genaueren Planung der Speisenversorgung im Krankenhaus werden übersichtlich aufgearbeitete Daten notwendig, die vielfach gar nicht oder nur mangelhaft vorhanden sind. So fehlen zum Beispiel Personaleinsatzpläne, Kostenstellenrechnungen, Geräteeinsatzlisten, Wartungspläne, Statistiken über Abfälle, Mengendispositionen, Arbeitsanweisungen über die Bedienung und Wartung der heizbaren Wagen, Zeitpläne über das Einschalten der Heizaggregate und vieles andere mehr.

Dabei ist die Speisenversorgung nur ein Beispiel für die Koordinierungsschwierigkeiten, die sich noch an vielen anderen Leistungsstellen im Krankenhausbetrieb einstellen, bei denen wegen der steigenden Technisierung auch ein höherer Grad von Rechenhaftigkeit bei der Arbeitsdisposition erwartet werden muß. Da die Notwendigkeit zur ständigen Kostenkontrolle noch nicht genug empfunden wird, gibt es kaum vergleichbare Kennzahlen in den einzelnen Bereichen. Weil es aber keine Kennzahlen gibt, werden auch nur sehr selten Auslösefaktoren vorhanden sein, die in einem gesteuerten Kommunikationsfluß anzeigen, daß keine optimalen Leistungen erbracht werden. Alle diese Überlegungen sollten bei der Investitionsentscheidung für das eine oder andere Speiseverteilsystem berücksichtigt werden.

---

[5] Man kann die Kosten des Verteilprozesses, die jährlich anfallen, zum Zwecke des Investitionsvergleiches auch kapitalisieren, d. h. man betrachtet die Kosten als nachschüssige Renten eines zu suchenden Kapitalbarwertes, der sich wie folgt errechnet:

$$C = \frac{q(q^n - 1)}{q^n(q - 1)}$$

Bei den festgestellten Jahresgesamtkosten und bei einem Zinssatz von 5% errechnen sich nach dieser Methode folgende Vergleichswerte (Barwert einer nachschüssigen Rente): Wärmewagensystem = 1 115 790,— DM; Tablettsystem = 1 094 750,— DM. Der rechnerische Kostenvorteil des Tablettsystems beträgt so rd. 21 000,— DM, der tatsächliche Leerkostenanteil des Tablettsystems macht rd. 206 823,— DM aus, so daß sich ein Gesamtkostenvorteil zugunsten des Wärmewagensystems in Höhe von 185 785,— DM ergibt.

Anhang

Wirtschaftsvergleich für die Speisenverteilsysteme in einem Krankenhaus mit 700 Betten

1. Anschaffungskosten der Verteilanlage

Kostenarten	Anschaffungskosten in DM	
	Wärmewagensystem	Tablettsystem
Portionierungsband		12 000
Dispenserwagen		13 000
Einsatztöpfe (Menagen)		3 500
Tablettspender		6 000
Korbwagen, große		3 900
Korbwagen, kleine		2 400
Große Körbe		3 400
Kleine Körbe		1 650
Abstellwagen		3 500
Heizkernöfen		26 000
Anschaffungskosten Verteilanlage insgesamt	entfallen	75 350

2. Anschaffungskosten der Transportwagen

Transportwagen		Anschaffungskosten in DM	
		Wärmewagensystem	Tablettsystem
Transportwagen für je 20 Patienten			
a) unbeheizt	je 2 320 DM		81 200
b) beheizt	je 6 500 DM	227 500	

3. Anschaffungskosten des Geschirrs

Kostenarten		Anschaffungskosten in DM	
		Wärmewagensystem	Tablettsystem
1 Satz Bestecke	5,20 DM	3 640	3 640
2 Kompott-Schalen	je 2,55 DM	3 570	3 570
2 Kaffee-/Teekannen	je 6,10 DM	8 540	8 540
1 Eierbecher	2,50 DM	1 750	1 750
2 Tassen	je 1,50 DM	2 100	2 100
2 Untertassen	je 1,25 DM	1 750	1 750
2 Vorlegeteller	je 3,15 DM	4 410	4 410
1 Tablett	15,90 DM	3 657 (230 Stck.)	11 130 (700 Stck.)
1 Suppentasse isoliert mit Deckel	12,10 DM	entfällt	8 470
1 einfache Suppentasse ohne Deckel	4,50 DM	3 150	entfällt
1 Warmhaltegeschirr (Unterteil, Teller, Heizkern, Glosche)	42,60 DM	entfällt	29 820
1 flacher Teller	3,40 DM	2 380	entfällt
Gesamtgeschirr		34 947	75 180

4. Gesamte Anschaffungskosten

Kostenarten	Anschaffungskosten in DM	
	Wärmewagensystem	Tablettsystem
4.1 Kosten der Verteilanlage		75 350
4.2 Transportwagen	227 500	81 200
4.3 Geschirr	34 947	75 180
4.4 Anschaffungskosten insgesamt	262 447	251 730

5. Kosten der Vorhaltung und der Finanzierung

Kostenarten	Jahreskosten in DM	
	Wärmewagensystem	Tablettsystem
5.1 Anschaffung der Verteilanlage und der Transportwagen	227 500,—	156 550,—
12,5% Abschreibung	28 440,—	19 570,—
1 % Instandhaltung	2 275,—	1 565,—
5.2 Vorhaltungskosten	30 715,—	21 135,—
5.3 Finanzierungskosten 5% vom mittleren Anschaffungswert (5.1)	5 688,—	3 914,—
5.4 Vorhaltungs- und Finanzierungskosten insgesamt	36 403,—	25 049,—
5.5 pro Patient und Jahr	52,—	35,78
5.6 pro Pflegetag	0,17	0,13

6. Personalkosten

Zeitaufwand/Kosten	Wärmewagensystem	Tablettsystem
6.1 Täglicher Zeitaufwand für 700 Patienten		
in Minuten	11 760,00	10 990,00
in Stunden	196,00	183,20
6.2 Personalkosten in DM je Tag (bei 4,80 DM je Stunde)	940,80	879,36
6.3 Personalkosten in DM je Jahr	343 792,—	320 976,—

7. Sachkosten

Kostenarten	Jährliche Kosten in DM	
	Wärmewagensystem	Tablettsystem
7.1 Geschirr Geschirrersatz pro Patient und Jahr bei 4 Jahren geschätzter Nutzung	12,50	27,—
Geschirrersatz für 700 Betten	8 750,—	18 900,—
7.2 Wasser Verbrauch der Spülmaschine 750 Liter/h, zu 1,— DM pro cbm bei 12 Stunden Spülzeit	3 015,—	3 015,—
7.3 Spülmittel 2,— DM pro Maschinenstunde	8 760,—	8 760,—
7.4 Energie[6]	3 066,—	1 551,—
7.5 Formulare	400,—	1 500,—
7.6 Sachkosten insgesamt	23 991,—	33 726,—

[6] Schema für die Berechnung der Aufheizungskosten:

1. Wärmewagensystem
   35 Wärmewagen, je 2 kW Nennaufnahme,
   1,2 Stunden täglich angeschlossen,   = 84   kWh täglich
   0,10 DM/kWh   = 8,40 DM täglich und
                                                          3066,— DM jährlich

2. Tablettsystem
   2 Pelletöfen   je 9,0 kW = 18,0 kW
   5 Dispenser   je 3,6 kW = 18,0 kW
   3 Geschirrwärmer   je 1,2 kW = 3,6 kW
   2 Deckelstapler   je 1,2 kW = 2,4 kW

   Nennaufnahme insgesamt   = 42,0 kW
   Bei einstündigem Aufheizen   = 42,0 kWh
   Energieverbrauch für Motor   = 0,5 kWh

   Gesamtverbrauch   42,5 kWh täglich = 4,25 DM täglich und
                                                        1551,25 DM jährlich

8. Gesamtkosten im Jahr

Kostenarten	Jahreskosten in DM	
	Wärmewagensystem	Tablettsystem
Vorhaltungs- und Finanzierungskosten (5.4)	36 403	25 049
Personalkosten (6.3)	343 792	320 976
Sachkosten (7.6)	23 991	33 726
Gesamtkosten	404 186	379 751

Bei einem Krankenhaus mit 700 Betten ergibt sich rein rechnerisch jährlich ein Kostenvorteil für das Tablettsystem in Höhe von rd. 24 500,— DM. Dabei ist allerdings zu berücksichtigen, daß der nicht realisierbare jährliche Kostenvorteil des Tablettsystems im Pflegebereich (4 Minuten je Patient und Tag zu je 0,08 DM; 46,6 Stunden täglich und 17 033,3 Stunden jährlich) rd. 81 760,— DM ausmacht. So gesehen ergibt sich ein rechnerischer Kostenvorteil für das Wärmewagensystem in Höhe von rd. 57 260, DM jährlich, wenn man nach der approximativen Methode vorgeht.

9. Kapitalisierte Gesamtkosten

Betrachtet man die jährlichen Gesamtkosten aus Ziffer 8 als nachschüssige Rente, so beträgt der Barwert für die 8 Jahre Laufzeit bei einem internen Zinsfuß von 5%:

	Wärmewagensystem DM	Tablettsystem DM
Barwert	2 612 340	2 454 410
Rechnerischer Kostenvorteil	–	157 930
Nicht realisierbarer Kostenvorteil	–	528 430
Kostenvorteil insgesamt	370 500	

Forschungsberichte des Landes Nordrhein-Westfalen

Herausgegeben im Auftrage des Ministerpräsidenten Heinz Kühn
von Staatssekretär Professor Dr. h. c. Dr. E. h. Leo Brandt

Sachgruppenverzeichnis

Acetylen · Schweißtechnik
Acetylene · Welding gracitice
Acétylène · Technique du soudage
Acetileno · Técnica de la soldadura
Ацетилен и техника сварки

Arbeitswissenschaft
Labor science
Science du travail
Trabajo científico
Вопросы трудового процесса

Bau · Steine · Erden
Constructure · Construction material ·
Soil research
Construction · Matériaux de construction ·
Recherche souterraine
La construcción · Materiales de construcción ·
Reconocimiento del suelo
Строительство и строительные материалы

Bergbau
Mining
Exploitation des mines
Minería
Горное дело

Biologie
Biology
Biologie
Biologia
Биология

Chemie
Chemistry
Chimie
Quimica
Химия

Druck · Farbe · Papier Photographie
Printing · Color · Paper · Photography
Imprimerie · Couleur · Papier · Photographie
Artes gráficas · Color · Papel · Fotografía
Типография · Краски · Бумага · Фотография

Eisenverarbeitende Industrie
Metal working industry
Industrie du fer
Industria del hierro
Металлообрабатывающая промышленность

Elektrotechnik · Optik
Electrotechnology · Optics
Electrotechnique · Optique
Electrotécnica · Optica
Электротехника и оптика

Energiewirtschaft
Power economy
Energie
Energía
Энергетическое хозяйство

Fahrzeugbau · Gasmotoren
Vehicle construction · Engines
Construction de véhicules · Moteurs
Construcción de vehículos · Motores
Производство транспортных · Средств

Fertigung
Fabrication
Fabrication
Fabricación
Производство

Funktechnik · Astronomie
Radio engineering · Astronomy
Radiotechnique · Astronomie
Radiotécnica · Astronomía
Радиотехника и астрономия

Gaswirtschaft
Gas economy
Gaz
Gas
Газовое хозяйство

Holzbearbeitung
Wood working
Travail du bois
Trabajo de la madera
Деревообработка

Hüttenwesen · Werkstoffkunde
Metallurgy · Materials research
Métallurgie · Matériaux
Metalurgia · Materiales
Металлургия и материаловедение

Kunststoffe
Plastics
Plastiques
Plásticos
Пластмассы

Luftfahrt · Flugwissenschaft
Aeronautics · Aviation
Aéronautique · Aviation
Aeronáutica · Aviación
Авиация

Luftreinhaltung
Air-cleaning
Purification de l'air
Purificación del aire
Очищение воздуха

Maschinenbau
Machinery
Construction mécanique
Construcción de máquinas
Машиностроительство

Mathematik
Mathematics
Mathématiques
Mathemáticas
Математика

Medizin · Pharmakologie
Medicine · Pharmacology
Médecine · Pharmacologie
Medicina · Farmacología
Медицина и фармакология

NE-Metalle
Non-ferrous metal
Metal non ferreux
Metal no ferroso
Цветные металлы

Physik
Physics
Physique
Física
Физика

Rationalisierung
Rationalizing
Rationalisation
Racionalización
Рационализация

Schall · Ultraschall
Sound · Ultrasonics
Son · Ultra-son
Sonido · Ultrasónico
Звук и ультразвук

Schiffahrt
Navigation
Navigation
Navegación
Судоходство

Textilforschung
Textile research
Textiles
Textil
Вопросы текстильной промышленности

Turbinen
Turbines
Turbines
Turbinas
Турбины

Verkehr
Traffic
Trafic
Tráfico
Транспорт

Wirtschaftswissenschaften
Political economy
Economie politique
Ciencias económicas
Экономические науки

Einzelverzeichnis der Sachgruppen bitte anfordern

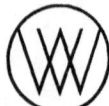

Westdeutscher Verlag · Köln und Opladen
567 Opladen/Rhld., Ophovener Straße 1–3, Postfach 1620

GPSR Compliance

The European Union's (EU) General Product Safety Regulation (GPSR) is a set of rules that requires consumer products to be safe and our obligations to ensure this.

If you have any concerns about our products, you can contact us on

ProductSafety@springernature.com

In case Publisher is established outside the EU, the EU authorized representative is:

Springer Nature Customer Service Center GmbH
Europaplatz 3
69115 Heidelberg, Germany